Hundert Jahre Psychiatrie

Ein Beitrag zur Geschichte menschlicher Gesittung

Von

Prof. Emil Kraepelin

Mit 35 Textbildern

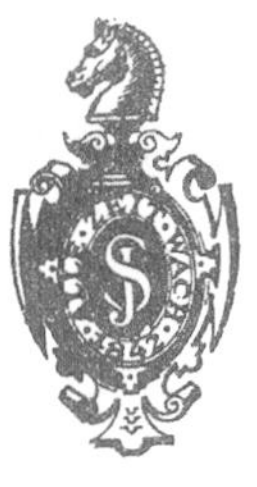

Springer-Verlag Berlin Heidelberg GmbH
1918

Sonderdruck aus der Zeitschrift
für die gesamte Neurologie und Psychiatrie, Orig.-Band 38

Ursprünglich erschienen bei Julius Springer in Berlin 1918

ISBN 978-3-662-23496-9 ISBN 978-3-662-25566-7 (eBook)
DOI 10.1007/978-3-662-25566-7

Vorwort.

Bei der ersten Sitzung der Deutschen Forschungsanstalt für Psychiatrie in München lag es nahe, die Berechtigung dieser neuen Schöpfung an der Hand der bisherigen Entwicklung unserer Wissenschaft darzutun. Diesem Bestreben verdankt die vorliegende Darstellung ihre Entstehung, wenn sie auch weit über den Rahmen dessen hinausgreift, was damals in knapp bemessener Zeit gesagt werden konnte. Es ist indessen vielleicht nicht unangebracht, die Geschichte der Psychiatrie in den letzten 100 Jahren auch einem weiteren Kreise zugänglich zu machen, vor allem deshalb, weil deren Kenntnis dazu beitragen kann, das zum Schaden der Kranken immer noch zu sehr verbreitete Mißtrauen gegen Irrenanstalten und Irrenärzte zu bekämpfen. Auch der Liebhaber der Sittengeschichte wird es gewiß reizvoll finden, die Wandlungen in der Stellungnahme der Ärzte und Laien gegenüber den Geisteskranken zu verfolgen. Darüber hinaus gewährt die Entwicklung der Seelenheilkunde anziehende Einblicke in die engen Zusammenhänge zwischen den allgemeinen geistigen Zeitströmungen und den ein wissenschaftliches Sondergebiet beherrschenden Anschauungen, weiterhin in die Abhängigkeit des ärztlichen Handelns von seinen wissenschaftlichen Voraussetzungen und in das zähe Haften eingewurzelter Vorurteile. Vielleicht dürfte ferner der Erzieher der Jugend so manche Anregung aus den eigenartigen Fragestellungen entnehmen, mit denen sich die Irrenärzte abfinden mußten. Sollte nicht endlich auch für den Strafrechtskundigen der Werdegang der Seelenheilkunde lehrreich sein können? Sind nicht die Aufgaben, die er zu bewältigen hat, vielfach denen des Irrenarztes verwandt? Liegt es nicht nahe, zu denken, daß auch ihre Lösung auf ähnlichen Wegen gefunden werden könnte?

München, 4. Oktober 1917.

E. Kraepelin.

Wer auf mühsamen Pfaden einem fernen Ziele zustrebt, wird gut tun, von Zeit zu Zeit seinen Blick rückwärts zu wenden. Nur zu leicht will der Mut sinken, wenn alle Anstrengung keine bemerkbare Annäherung an das Erstrebte zu bringen scheint, wenn im Gegenteil der Weg immer steiniger und unsicherer wird und ungeahnte Hindernisse das Vorwärtsschreiten unmöglich zu machen drohen. Überblicken wir aber dann die Strecke, die wir bis zu unserem jetzigen Standpunkte zurückgelegt haben, so erkennen wir, daß unser Bemühen doch kein vergebliches gewesen ist, daß wir trotz aller Hemmnisse vorwärts gekommen und so mancher Schwierigkeit Herr geworden sind, an deren Beseitigung wir früher verzagen zu müssen glaubten.

Wenn irgendwo, so ist eine solche rückschauende Betrachtung angezeigt auf dem Gebiete der Psychiatrie. Die Größe der hier unserer Bemühungen harrenden Aufgaben, das undurchdringliche Dunkel, das die feineren Vorgänge in unserem Gehirn und ihre Beziehungen zu den Seelenäußerungen verhüllt, endlich die Unzulänglichkeit der Hilfsmittel, mit denen wir den allerverwickeltsten Fragen gegenüberstehen, müssen auch dem Zuversichtlichsten den Zweifel aufdrängen, ob denn ein nennenswerter Fortschritt unseres psychiatrischen Wissens und Könnens überhaupt möglich sei, und die Zeit liegt noch nicht allzuweit hinter uns, in der so mancher der Besten unseres Faches in dieser oder jener Nachbarwissenschaft sich diejenige Befriedigung des Arbeitens zu holen suchte, die er bei der Seelenheilkunde nicht zu finden vermochte. Und doch darf auch die Psychiatrie mit Stolz auf den Weg zurückblicken, den sie bisher gegangen ist, und daraus das Vertrauen schöpfen, daß die Zukunft ihr weitere Erfolge nicht versagen wird. Ein einziges Jahrhundert hat genügt, Umwälzungen herbeizuführen, die wir den Leistungen auf anderen Gebieten der ärztlichen Wissenschaft vollberechtigt an die Seite stellen dürfen.

Die Lage der Geisteskranken war um die Wende des 18. Jahrhunderts fast überall in Europa eine entsetzliche. Ohne Zweifel fielen sie in großer Zahl als Taugenichtse, Landstreicher und Verbrecher der strafenden Gerechtigkeit in die Hände, die mit ihnen keineswegs glimpflich zu verfahren pflegte. Andere fristeten als Bettler oder harmlose Narren ein kümmerliches Dasein durch die Mildtätigkeit ihrer Mitmenschen. Erregte, lästige oder gefährliche Kranke wurden gebändigt und verwahrt in einem Kämmerchen oder Stall des eigenen Hauses, in „Tollkisten", Käfigen oder irgendeinem Gewahrsam, der sie abzusperren und unschädlich zu machen geeignet schien. Nur einzelne fanden in Spitälern Aufnahme, Pflege und eine gewisse ärztliche Fürsorge, so namentlich im Juliusspitale zu Würzburg. Viele gingen wegen mangelnder Aufsicht durch Selbstmord oder Unglücksfälle zugrunde oder richteten schweres Unheil an, was dann ihre erbitterte und geängstigte Umgebung zu den schärfsten Gegenmaßregeln veranlaßte.

Eigentliche Irrenanstalten gab es zu jener Zeit bei uns in Deutschland noch nicht, nur Abteilungen in Armen-, Zucht-, Waisen-, Arbeits- oder Siechenhäusern, in denen störende Geisteskranke untergebracht wurden. „Wir sperren diese unglücklichen Geschöpfe gleich Verbrechern in Tollkoben," ruft Reil 1803 aus, „ausgestorbene Gefängnisse, neben den Schlupflöchern der Eulen in öde Klüfte über den Stadttoren oder in die feuchten Kellergeschosse der Zuchthäuser ein, wohin nie ein mitleidiger Blick des Menschenfreundes dringt, und lassen sie daselbst, angeschmiedet an Ketten, in ihrem eigenen Unrat verfaulen. Ihre Fesseln haben ihr Fleisch bis auf die Knochen aufgerieben, und ihre hohlen und bleichen Gesichter harren des nahen Grabes, das ihren Jammer und unsere Schande zudeckt." Die Zustände in diesen Irrenkerkern werden die Zeitgenossen nicht müde, in den abschreckendsten Farben zu schildern. Der ungenannte Übersetzer des Chiarugischen Werkes klagt schon 1795: „Es muß gewiß für jeden Menschenfreund einer der schauderhaftesten Anblicke sein, wenn man in sehr vielen Irrenhäusern die unglücklichen Opfer dieser schrecklichen Krankheit in finstern, feuchten Löchern, wo die frische Luft nie hineingebracht werden kann, auf unreinem, selten gewechseltem Stroh, mitten in ihrem eigenen Kote, und mit Ketten gefesselt, oft ganz nackend liegen sieht. In solchen Wohnungen des Schreckens könnte der Vernünftigste wohl eher wahnsinnig, als ein Wahnsinniger wieder zur Vernunft gebracht werden." Er fügt hinzu, daß von 9 Wahnsinnigen eines von ihm besuchten „sogenannten" Irrenhauses in einem Sommer 5 gestorben seien. Ähnlich berichtet Esquirol in Paris 1818 an den Minister des Innern: „Ich sah die Kranken nackt, mit Lumpen bedeckt, nur noch Stroh habend, um sich gegen die Kälte und Feuchtigkeit der Witterung zu schützen; ich sah, wie sie auf eine gemeine Weise ernährt wurden, der Luft beraubt, um zu atmen, des Wassers, um den Durst zu stillen, und der nötigen Dinge zum Leben. Ich sah sie wahrhaften Kerkermeistern überlassen und ihrer brutalen Wachsamkeit übergeben. Ich sah sie in engen, schmutzigen, feuchten Buchten, die ohne Licht und Luft waren, angekettet, wo man sich schämen würde, die wilden Tiere, die die Regierung in großen Städten mit großen Kosten unterhält, einzusperren. So sah ich es fast überall in Frankreich, und so werden die Geisteskranken fast überall in Europa behandelt."

„Ja, es ist schreckbar," erklärt Frank 1804, „wenn man sich solch einem Orte des Unglücks und des Jammers nähert! Wenn man einem aus Jauchzen und Geheule der Verzweiflung zusammengesetzten Gebrülle entgegengeht, und dann bedenket, daß da Menschen beisammen wohnen, die sich ehmals durch Talente und Empfindsamkeit ausgezeichnet haben. Es ist entsetzlich, wenn man sich in den Ort selbsten begibt, und sich von diesen mit Schmutz und Lumpen bedeckten Unglücklichen bestürmen sieht, währenddem andere nur durch Ketten und Bande oder Rippenstöße der Aufwärter abgehalten werden, ein Ähnliches zu tun." Im gleichen Jahre berichtet Höck: „Die ganz Rasenden werden in dem Irrenhause zu Berlin, jeder allein, solange die unsinnige Wut anhält, unbekleidet in enge Behältnisse oder Kasten eingesperrt, wo man ihnen durch Löcher Speise und Trank in kupfernen, an Ketten festgemachten Becken zurichtet." Er befürwortet daher die Verlegung der Tollhäuser an einen einsamen, abgelegenen Ort, da das Schreien und Lärmen der rasenden Leute jedem gesitteten Menschen zur Last falle und die ganze Nachbarschaft beunruhige. Da die stumpfen und blöden oder verwirrten Kranken alles über sich ergehen ließen, was man über sie verhängte, entstand die verbreitete, schon von Tuke bekämpfte Meinung, daß sie gegen Hunger, Kälte und Verwundungen unempfindlich seien, wenn auch äußerste Abmagerung, erfrorene Glieder und zahlreiche Todesfälle durch Verletzungen das Gegenteil zeigten. Man nahm daher die Leiden der Kranken als selbstverständlich und unabänderlich hin, ohne sich über die volle Größe des Jammers Rechenschaft zu geben.

Die geschilderten Zustände erhielten sich stellenweise bis weit in das 19. Jahrhundert hinein. Noch 1842 wurden bei einer Untersuchung der Unterkunftsverhältnisse in Holland Kranke gefunden, „die nackt auf schmutzigem Stroh in verpesteter Luft, nicht selten mit Ketten gefesselt, unter einer Decke lagen, viele ohne genügende Nahrung, Männer und Frauen durcheinander und einige, die allem Anschein nach seit lange nicht das Tageslicht gesehen hatten". Im Jahre 1843 aber entwirft Mahir folgende Schilderung des heute noch stehenden Wiener „Narrenturmes" (Bild 25), eines kreisrunden, 5 Stock hohen Gebäudes, das in 139 „Löchern" 200—250 Geisteskranke eingesperrt enthalte. „Gänge und Keuchen sind dunkel, auf eine im höchsten Grade kerkerähnliche Weise, durch furchtbar massive eiserne Türen und Tore, Ringe und Riegel verwahrt, so daß es gewiß dem raffiniertesten Verbrecher oder Bösewicht nicht möglich wäre, zu entkommen. Die größte Unreinlichkeit, ein scheußlicher, unerträglicher Gestank, Heulen und Brüllen, ein entsetzendes, schauderhaftes Jammergeschrei vieler, noch an schweren Ketten und eisernen Reifen, an den Beinen und Armen, selbst am Halse auf die grausamste Weise gefesselter Irren sind Objekte, die dem besuchenden Arzte in diesem Turm entgegentreten. Die armen und unglücklichsten aller Geisteskranken, die ich jemals gesehen habe, werden gleich den wildesten Raubtieren hier gehalten und gefüttert; die schlechteste Menagerie bietet aber noch immerhin ein weit freundlicheres und menschlicheres Ansehen. Auf allen Gesichtern und in der ganzen Haltung der Irren sind gräßlicher Jammer, Schmerz und Verzweiflung ausgeprägt; bei magerer Kost und unter unaufhörlichen Schmerzen des Körpers, die durch gewalttätige Heilversuche mittels perpetueller Vesicatorien und der Pustelsalbe hervorgerufen werden, wird diesen beweinenswerten Kranken nicht einmal zuteil, worüber sich selbst die schwersten Verbrecher und Mörder wenigstens von Zeit zu Zeit erfreuen, denn nie scheint auf diese Unglücklichen ein Strahl der Sonne oder das volle Tageslicht. Alle ärztliche Untersuchung und Behandlung geschieht in der Regel nur durch ein stark mit Eisen vergittertes kleines Loch der eisernen Tore, aus welchem Jammergeschrei und Gebrüll, Schimpf und Fluch dem besuchenden Arzt erwidert werden. Durch dasselbe Loch wird diesen mißhandelten Irren gleich Wölfen und Hyänen Kost und Getränk, von rohen gefühllosen Wärtern eingeschoben."

Ganz allgemein war vor 100 Jahren noch der Gebrauch von Ketten, mit denen die Kranken an die Wand oder an Ringe im Fußboden angeschlossen wurden. Man hatte, wie noch heute in Laienkreisen, eine übertriebene Angst vor ihnen und schrieb ihnen wegen der Rücksichtslosigkeit ihres Handelns übermächtige Körperkräfte zu; darum suchte man sich vor ihnen möglichst zuverlässig zu sichern. Müller fand bei seinem Amtsantritt im Juliusspital 1799 in der Mitte jedes Saales der Irrenabteilung eine große steinerne Säule mit angebrachten Ketten, „um die Unruhigen oder Bösen zu zähmen" und zu züchtigen, und auch Hayner berichtet, daß er erst 1807 in Waldheim „den abscheulichen Gebrauch" der Ketten abschaffen konnte. Conolly führt an, daß in einer großen englischen Privatanstalt in den zwanziger Jahren von 400 Kranken 70 fast ohne Unterbrechung an Ketten lagen.

Bei einer Besichtigung der Anstalt Bedlam in London sah man 1814 zahlreiche Kranke, nur mit einer mantelartigen Decke bekleidet, mit einem Arm oder Bein derart an die Mauer gekettet, daß sie lediglich aufrecht stehen oder sitzen konnten. Ein Kranker war 12 Jahre lang durch Ringe um Nacken und Gürtel derart an eine in die Wand eingelassene Stange gefesselt, daß er nur an dieser auf- und abgleiten konnte; außerdem waren seine Arme fest an den Leib gekettet. Diese Sicherung war vorgenommen worden, weil er sich dagegen aufgelehnt hatte, daß ihn der Wärter an einer ins Nebenzimmer gehenden Kette nach Belieben hin- und herzerren konnte. Ein Verwalter dieser Anstalt erklärte, daß Ketten das sicherste Mittel seien, wütende Geisteskranke zu bändigen, und selbst Dr. Monro erwiderte auf eine Anfrage der Kommission des Unterhauses, daß man Ketten zwar bei Edelleuten nicht anwenden dürfe, daß sie aber für Arme und in öffentlichen Anstalten unentbehrlich seien. Aus einem Reiseberichte von Güntz geht hervor, daß auch in der belgischen Anstalt Gheel noch 1853 Fußschellen und Ketten in Gebrauch waren. Die Abbildung 1 stellt eine Kranke dar, die auf einem Strohlager mit an den Leib gebundenen Armen in der oben beschriebenen Weise an eine Gleitstange gekettet ist.

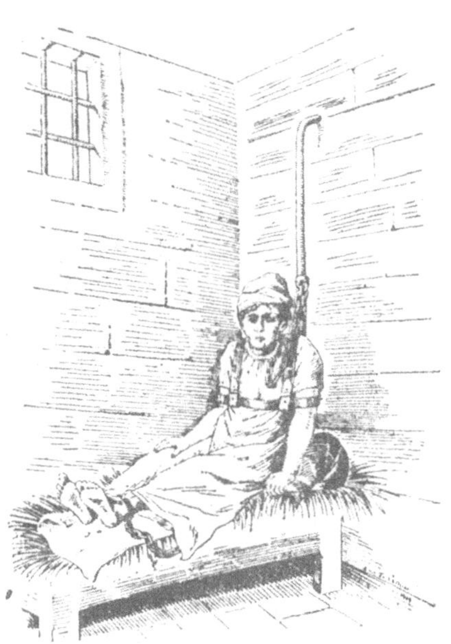

Bild 1. Angekettete Kranke mit Tollriemen.

Neben den Ketten regierte die Peitsche. Müller erzählt, daß die Wärter und Wärterinnen im Juliusspital mit mancherlei Zwangs- und Strafinstrumenten, mit Ketten, Armbändern, Fußschellen, besonders aber mit tüchtigen, lederüberzogenen Ochsenriemen reichlich versehen waren, und daß sie davon kräftigen Gebrauch machten, wenn sich ein Kranker verunreinigte, sich beklagte, schimpfte oder gar gewalttätig wurde; „die Prügelei war bereits an der Tagesordnung“, meint er. Lichtenberg erklärte, Stockschläge hülfen bei Narren oft mehr, als alle anderen Mittel, und nötigten sie, sich wieder an die Welt anzuschließen, aus der die Schläge kommen. Selbst Reil, der begeisterte Vorkämpfer für die seelische Behandlung der Irren, bemerkt, die Zwangsweste, Einsperren, Hunger und einige Streiche mit dem Ochsenziemer seien hinreichend, um die Kranken bald zahm zu machen.

Ebenso ist Frank der Ansicht, daß es einige Fälle „von besonderer Bosheit und Unvernunft gebe, wo ein Hieb im Vorbeigehen mit Nutzen versetzt werden“ könne, und Autenrieth weiß für das Nacktgehen der Weiber kein Hilfsmittel, als einige Schläge mit der Rute und gleich darauf gewaltsames Anziehen der Kleider. Neumann empfiehlt die Rute gegen Unreinlichkeit; sie helfe allmählich, besonders wenn der Kranke sonst mit Liebe behandelt werde. Der hochverdiente Erneuerer des preußischen Irrenwesens, Langermann, schreibt 1804 nur vor, daß Gefängnis, Strafe und Schläge bei Irren vom Arzte verfügt werden sollten. Mit flammenden Worten erhebt indessen Hayner 1817 seine Stimme gegen die körperlichen Züchtigungen der Irren, weil sie ungerecht, schädlich und unnötig seien. „Verflucht sei also von nun an jeder Schlag," ruft er aus, „der einen Elenden trifft aus dieser bejammernswürdigsten Klasse der Leidenden! Ich rufe Wehe über jeden Menschen, er stehe hoch oder niedrig, der es genehmigt, daß verstandlose Menschen geschlagen werden!"

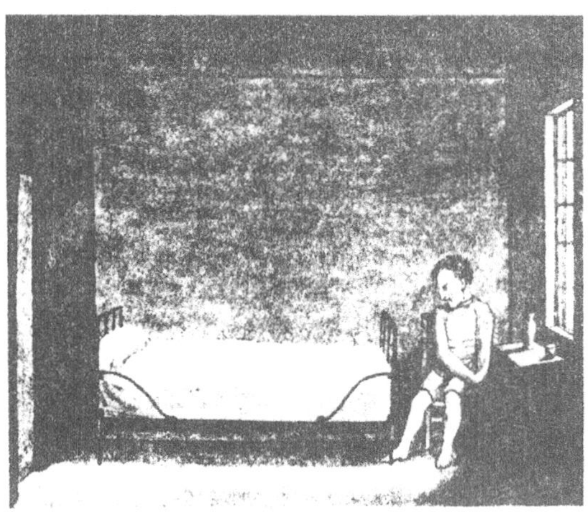

Bild 2. Kranker mit Zwangsjacke in der Zelle.

Dennoch dauerte es noch lange, bis die körperlichen Züchtigungen aus den Irrenanstalten gänzlich verschwanden. Zwar erklärt auch Horn 1818, daß die Fälle, in denen Schläge die Heilung der Kranken befördern, mit denen gar nicht verglichen werden könnten, in denen sie schaden, und er verwirft den „in einigen Irrenanstalten" eingeführten Grundsatz, einen Kranken, der Arzt oder Wärter schlägt, wieder zu schlagen. Allein noch 1834 spricht sich Amelung dahin aus, daß Züchtigung „in einzelnen seltenen Fällen, bei höchst störrischen, unfolgsamen, zuweilen selbst mutwillig unreinlichen und boshaften Kranken, wo noch ein gewisser Grad von Zurechnungsfähigkeit stattfindet", nicht entbehrt werden könne, und selbst 1845 versichert der Leiter der Stralsunder Anstalt, daß einige Streiche mit der Birkenrute bei hartnäckiger Unreinlichkeit „wirklich Wunderdinge" tun. Allerdings meint er, daß dabei nicht bloß die Strafe in Betracht komme, sondern auch „der kräftige Hautreiz auf die Glutäen“, „welcher offenbar einen sehr günstigen Einfluß auf die Schließmuskel der Urinblase und des Afters zur Folge hat“.

Ergänzt und nach Umständen ersetzt wurden die Ketten durch eine lange Reihe andrer, mehr oder weniger sinnreicher Einrichtungen, die alle den Zweck hatten, die Bewegungsfreiheit der Kranken zu beschränken. Oegg erklärt, es sei ziemlich allgemein anerkannt, daß die Zwangsmittel zur Irrenbehandlung ebenso unentbehrlich seien wie Essen und Trinken usw. zur Erhaltung des Lebens. Die Hauptrolle spielte das von Macbride erfundene, von Cullen besonders empfohlene „Zwangskamisol“, eine Jacke mit sehr langen, geschlossenen Ärmeln, mit Hilfe deren die Arme auf der Brust oder auf dem Rücken

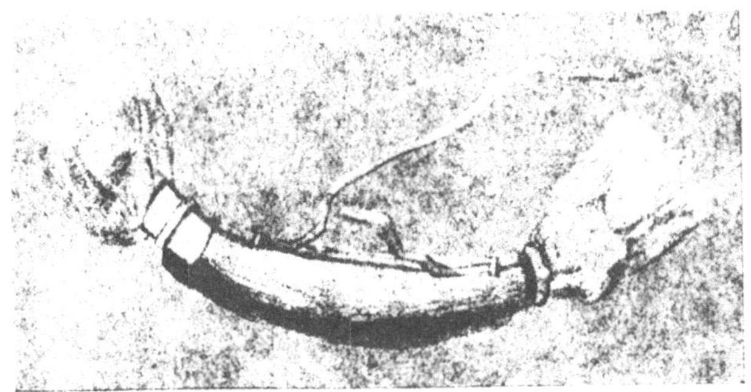

Bild 3. Muffartiger Doppelhandschuh.

fest an den Leib geschnürt werden konnten. Bild 2 gibt einen mit der Zwangsjacke bekleideten Kranken in seiner Zelle wieder. Willis rühmt 1822, daß sie den Geist bestürzt mache und ihn zur Überlegung veranlasse, allzu große Aufgeregtheit bändige und dadurch Ruhe hervorbringe, endlich die Hautausdünstung vermehre, was so sehr wünschenswert sei. Allerdings tadelt Haslam an der Zwangsjacke, die durch zu festes Zusammenschnüren Blutumlauf und Atmung wesentlich beeinträchtigen konnte, daß sie den Kranken hindere, den in der Nase sich anhäufenden Schleim abzuwischen, sich bei einem Juckreiz zu kratzen und lästige Fliegen zu vertreiben. Vering findet jedoch diesen Tadel grundlos, da man vom Tragen der Jacke um so mehr Vorteile erwarten könne, je mehr fühlbare Unbequemlichkeiten sie dem Kranken verursache. Neumann empfiehlt das Mittel besonders bei Frauen, wenn sie sich zanken und schlagen, „weil diese Westen ein so häßliches Ansehen geben“.

Ähnliches leistete der Tollriemen, ein Ledergürtel mit seitlichen Hülsen für die Arme oder mit angenähten muffartigen Handschuhen, in denen die Hände gesichert werden konnten. In leichteren Fällen begnügte man sich auch wohl mit einfachen ledernen Handschuhen, die um die Gelenke mit Schlössern befestigt wurden, um die Kranken am Zerreißen, Kratzen, Onanieren zu verhindern, wie Bild 3 andeutet. Denjenigen, die geneigt waren, zu entfliehen oder mit den Füßen zu stoßen, wurden Fußfesseln angelegt oder, wie Bild 4 zeigt, Rollen aus Blech oder Korbgeflecht um die Beine gebunden, nachdem man sie mittels der Zwangsjacke an der Wand befestigt hatte.

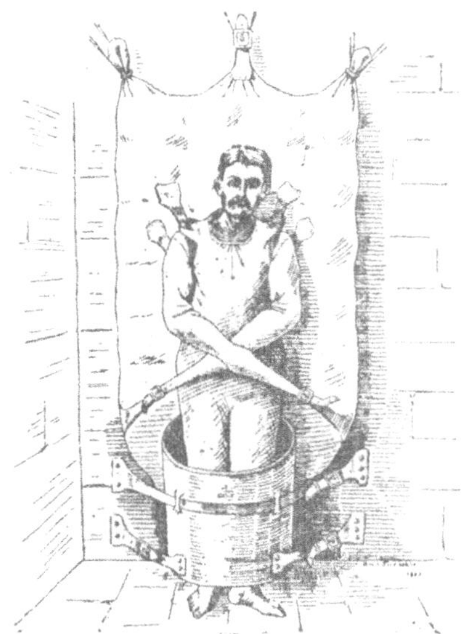

Bild 4. Kranker mit Zwangsjacke und Beinschutz.

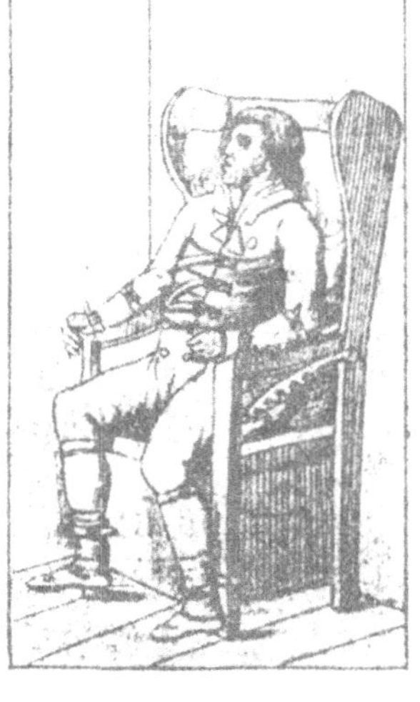

Bild 5. Zwangsstuhl.

Sehr ausgedehnte Verwendung fand der von Rush eingeführte und als „tranquillizer", Beruhiger, bezeichnete, in Bild 5 wiedergegebene Zwangsstuhl, ein Nachtstuhl mit Lehnen, auf dem die Kranken an Leib, Armen und Beinen befestigt werden konnten. Er soll nach Willis binnen wenigen Stunden auch den trotzigsten und wütendsten Kranken sanft und folgsam machen. Horn bemerkt, daß die so bewirkte erzwungene Stellung das Gemeingefühl des Kranken auf eine höchst unangenehme Weise beeinflusse. „Er muß sich eine Stellung seines Körpers gefallen lassen, die ihm zuwider ist, wenn sie gleich weder sehr unbequem noch schmerzlich für ihn sein wird." „Die neue und unangenehme Lage, in die er versetzt wird, erregt seine Aufmerksamkeit und leitet ihn von innen nach außen. Das gestörte Selbstbewußtsein kehrt auf längere oder kürzere Zeit zurück; oft wird der Kranke dadurch geweckt, ruhig, besonnen und folgsam." Groos schätzte den Zwangsstuhl so sehr, daß er, wie Roller mitteilt, wiederholt erklärte, er möchte ohne ihn nicht Irrenarzt sein. Heinroth empfiehlt ihn öffentlich als das beste der ihm bekannten Beschränkungsmittel, unter dessen Einfluß am dunklen, einsamen Orte er schon manches sonst nicht zu bändigende, männliche oder weibliche Individuum habe mild und nachgiebig werden sehen. Dagegen erhebt Jacobi Einspruch; er führt eine Kranke an, die volle 6 Monate hintereinander auf dem Zwangsstuhle zugebracht habe. Auch Blumröder meint, daß durch diesen Zwang die Wut des Tollen immer mehr aufgeregt, dessen Ankämpfen gegen den Widerstand fortwährend unterhalten, ja aufs höchste gesteigert werde. „Es setze sich der Gesundeste nur eine halbe Stunde angefesselt auf den Zwangsstuhl", fügt er hinzu, „und er wird mir beistimmen, vorzüglich, wenn ihn ein Floh beißt und er nicht kratzen kann."

Ähnlichen Zwecken wie der „Beruhiger" diente das Zwangsbett (Bild 6), in dem der mit der Zwangsjacke versehene Kranke regungslos befestigt werden konnte; es hatte für das Ablaufen der Entleerungen im Boden einen Schlitz oder bisweilen darüber ein mit Stroh bedecktes Drahtgeflecht, auf dem der Kranke lag. —

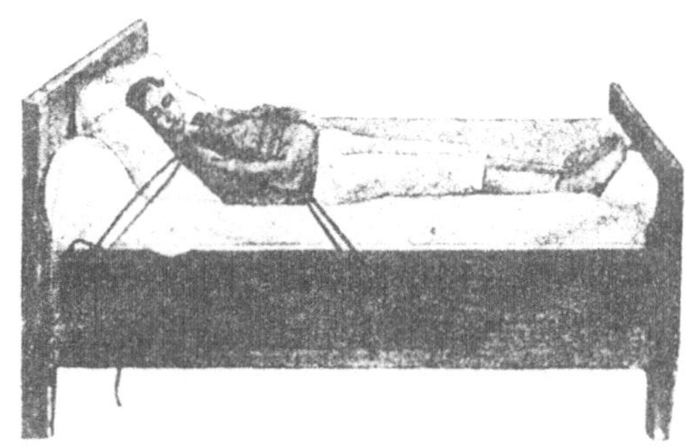

Bild 6. Zwangsbett.

Die Aufsicht über die Kranken lag wesentlich in den Händen eines Wartpersonals, das uns vielfach als roh, gefühllos, grob, unordentlich geschildert wird. „Bei männlichen Dienstpersonen sah man gewöhnlich auf Körperstärke, trotziges Aussehen; in dem Innern, mit Gemüt und Geiste, mochte es aussehen, wie es wollte. Bei den weiblichen wurde ebenfalls auf Muskel- und Knochenkraft, auf Courage und Geläufigkeit der Zunge die hauptsächlichste Rücksicht genommen", erzählt Müller. So kam es, daß die unpassendsten Menschen in Dienst genommen wurden, die man sonst nirgends brauchen konnte. Horn erklärt, daß das schlechteste Gesinde in Berlin nicht schlechter sei, als die Krankenwärter der Charité; die Subjekte, die sich um diese Stellen bewürben, müßten die schlechtesten sein, die es überhaupt gäbe, „da sie so wenig Vertrauen erregen oder verdienen, daß eine bürgerliche Familie sie als Gesinde aufzunehmen mit Recht Bedenken trägt". Man machte sogar „der Wohlfeilheit wegen" den Vorschlag, entlassene Sträflinge als Irrenpfleger anzustellen, und führte diese Maßregel in der neuen Heilanstalt

Sonnenstein mehrere Jahre durch. Mahir schlägt noch 1846 Militärinvaliden als billige Pfleger vor.

Wir werden uns über solche Verhältnisse nicht wundern, wenn wir hören, daß in einer aus dem Jahre 1785 stammenden französischen Dienstanweisung angegeben wird, die meisten der Leute, die Geisteskranke bewachen, verfielen nach kürzerer oder längerer Zeit in Blödsinn oder Manie. Esquirol bemerkt freilich dazu, daß er in 40 Jahren nichts Derartiges gesehen habe, obgleich jene Meinung noch in den meisten Ländern, besonders in Deutschland, verbreitet sei. Begreiflich ist es aber auch sonst, daß überall ein Mangel an Wärtern fühlbar war,

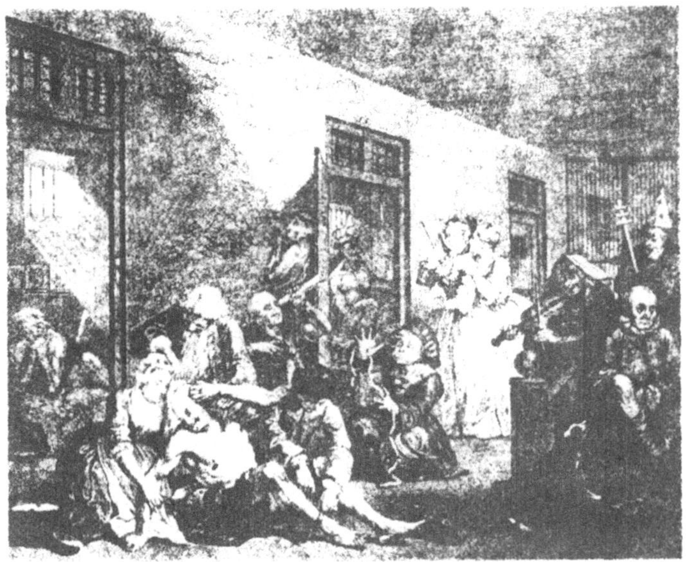

Bild 7. Blick in eine Irrenanstalt nach Hogarth.

da der Dienst in einer Irrenabteilung damals gewiß nichts Anziehendes haben konnte. Es wird daher berichtet, daß ein Wärter 20, ja 30 und selbst 50 Kranke zu versorgen hatte. Natürlich mußte ihm dabei vielfach das Recht eingeräumt werden, nach seinem Belieben die Kranken zu fesseln oder zu strafen.

Man kann sich leicht ausmalen, wie es in solchen Krankenhäusern aussah und zuging. Eine Darstellung von Hogarth (Bild 7) gibt uns davon einen Begriff. Einzelräume, in denen die Mehrzahl der Kranken ihre Tage zubrachte, waren ohne Luft und Licht, oft kellerartig, mit kleinen, unzugänglichen, stark vergitterten Fenstern und klobigen, durch dicke Riegel oder Vorhängeschlösser versicherten, meist ein Beobachtungsfensterchen tragenden Türen. Der Steinfußboden der Zellen war öfters geneigt, um an einer Stelle den Unrat abfließen zu lassen, dessen scharfe Düfte den Raum erfüllten. An Möbeln fand sich, wie Bild 8 zeigt, meist nur ein kastenartiges, mit Stroh beschüttetes, an der Wand befestigtes, ebenfalls mit Abfluß versehenes Bett aus Holz oder Stein, allenfalls noch ein Zwangsstuhl oder in einer Ecke ein von außen entleerbarer Abtritt. Auch in den düsteren, unfreundlichen gemeinsamen Aufenthaltsräumen fehlte alles, was nicht niet- und nagelfest war. Die Fenster waren mit Drahtnetzen bespannt, die Öfen mit mächtigen Gittern umgeben, Bänke und Tische unverrückbar befestigt. Das Eßgeschirr bestand aus Blech oder Holz, die Kleidung aus Zwillich oder grobem Segelleinen in einem Stück, vielfach mit Ledereinfassung und allen den Zutaten an Riemen, Handschuhen, Zwangsjacken, Masken, die das Gebaren des einzelnen erforderlich erscheinen ließ. Einzelne Kranke waren, wie auf Bild 8 erkennbar, in käfigartigen Verließen eingesperrt. Die Höfe waren kahl, von unübersteiglichen Mauern umgeben.

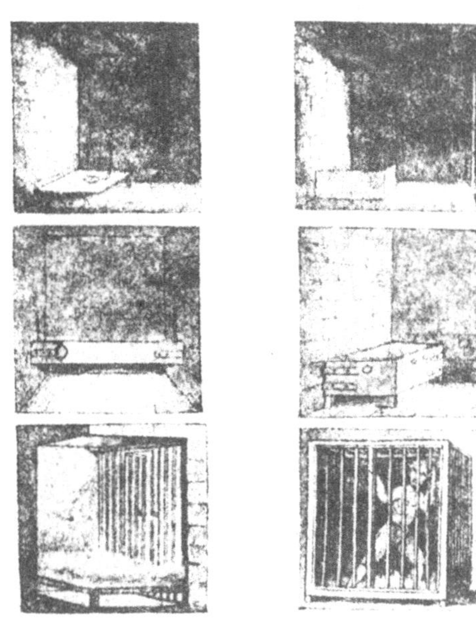
Bild 8. Zellen und Käfige.

Der Unsauberkeit der hilflosen oder mit ihrem Essen, mit Speichel und Ausscheidungen herumschmierenden Kranken stand das träge, gleichgültige und unzulängliche Wartpersonal völlig machtlos gegenüber. Conolly führt an, daß in einer Anstalt für 176 Kranke ein einziges Handtuch für genügend erachtet wurde. Infolgedessen herrschte in allen Irrenabteilungen ein eigentümlicher, durchdringender Geruch, der schon von van Swieten und Boerhave beschrieben und noch von Friedreich 1836 als ein besonderes Kennzeichen des Irreseins betrachtet wurde. Auch das Ungeziefer gedieh mächtig. In manchen Anstalten gab es zahlreiche Ratten, die, wie Esquirol berichtet, bisweilen sogar die blödsinnigen oder gelähmten Kranken annagten. Dazu kam dann das Schreien und Jammern, das Schimpfen und Keifen der zusammengepferchten Kranken, ihre unablässigen Versuche, sich von ihren Fesseln zu befreien, das Erreichbare zu zerstören, sich selbst oder andere zu beschädigen, alle ihre sonderbaren, lächerlichen erschreckenden Handlungen, um ein Gesamtbild zu schaffen, das vollkommen ausreicht, um das noch heute im Volke verbreitete Grauen vor den Schrecknissen des „Narrenhauses" begreiflich zu machen. „Das nächtliche Gebrüll der Rasenden und das Geklirre der Ketten", sagt Reil, „hallt Tag und Nacht in den langen Gassen wider, in welchen Käfig an Käfig stößt (Bild 9), und bringt jeden neuen Ankömmling bald um das bißchen Verstand, das ihm etwa noch übrig ist."

Um so merkwürdiger erscheint es, daß bis in den Anfang des 19. Jahrhunderts die Irrenhäuser Neugierigen zu ihrer Belustigung geöffnet waren. Noch Kant warnt 1799 Nervenschwache, aus Neugier Tollhäuser zu besuchen, weil der Anblick der Krankheitsäußerungen durch Vermittlung der Einbildungskraft ähnliche Störungen hervorrufen könne; „mehrstenteils vermeiden sie dieses auch von selbst, weil sie für ihren Kopf fürchten", fügt er hinzu. Pinel teilt mit, daß der Einlaß in die Irrenabteilung der Salpêtrière gegen Vorzeigung eines

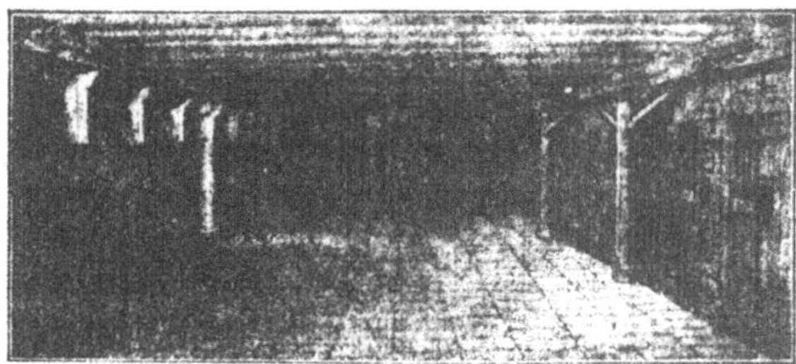

Bild 9. Alter Zellenkorridor.

Einlaßbilletts beinahe jedermann erlaubt sei. Auch Müller berichtet aus dem Juliusspitale, daß die schlecht besoldeten Wärter und Torleute sich dadurch einen unerlaubten Erwerb verschafften, daß sie die unglücklichen Irren wie fremde Tiere in einer Menagerie begaffen, necken und reizen ließen und dabei oft noch obendrein unwahre Schilderungen ihrer Verrücktheit machten. Er erzählt, wie er selber einem Grafen und seiner Fräulein Braut nebst dem Schwiegervater den Wunsch, die Irren zu sehen, nicht habe abschlagen mögen, sie aber dann in die Nähe einer mannstollen Frau geführt habe, die dem Schwiegervater „in ihrer Négligékleidung" um den Hals gefallen sei und ihn derb geküßt habe; „ich glaube, er werde nicht bald Irren mehr sehen wollen", meint er. Noch 1844 führt Ramaer aus Zütphen an, daß die Irren bis zum Anfange des verflossenen Jahres den Neugierigen für ein kleines Trinkgeld gezeigt worden seien. —

Indessen das Bild der damaligen Tollhäuser ist noch nicht vollständig. Der Druck der Beschränkungsmittel, die zur Erreichung ihres Zweckes fest angelegt werden mußten, erzeugte nicht selten Anschwellungen, weiterhin Geschwüre und selbst Absterben und Brandigwerden von Gliedern, die Unreinlichkeit und die mangelhafte Lagerung ausgedehnten Druckbrand. Die Nahrung war meist einförmig und unzulänglich, „bis zum ärgsten Hungerleiden", weil, wie Langermann 1804 erwähnt, die Meinung herrschte, daß Geisteskranke eine magere und geringe Kost haben müßten. Da die Kranken nachts in der Regel ohne Aufsicht waren und auch sonst vielfach sich selbst überlassen blieben, kam es häufig zu erbitterten Kämpfen, „Stiergefechten", wie sie Müller nennt, in denen schwere Verletzungen an der Tagesordnung waren. Öfters gelang es auch den gefesselten Kranken, sich durch ihre Gewandtheit oder mit Hilfe ihrer Leidensgefährten zu befreien und dann Selbstmord zu verüben oder gefährliche Angriffe gegen ihre Umgebung zu richten. Die Häufigkeit von Erkrankungen, Verletzungen und schweren Unglücksfällen war daher erschreckend. Pinel erzählt, daß 1784 von 110 aufgenommenen Kranken 57, 1788 von 151 sogar 95 gestorben seien; auch späterhin starben immer noch $^1/_4$—$^1/_3$. Conolly gibt die Sterblichkeit in englischen Irrenanstalten in den zwanziger Jahren auf 14% und mehr an. Gerade das häufige „Verschwinden" von Kranken in den verrotteten englischen Privatirrenanstalten gab 1815 Anlaß zu einer umfassenden Untersuchung über die in ihnen herrschenden Zustände, bei der haarsträubende Einzelheiten aufgedeckt wurden. Unter anderem stellte sich heraus, daß, um diese Dinge zu vertuschen, die Totenlisten gefälscht, Gestorbene und „Verschwundene" als geheilt eingetragen wurden. Ja, als 1813 eine große Nachforschung über die Verhältnisse in dem alten Grafschaftsasyl in York eingeleitet wurde, entstand dort, „ganz in Übereinstimmung und offenbar mit Wissen der Beamten", ein Brand, der den größten Teil des Hauses nebst den meisten Büchern und Papieren zerstörte. Auch viele Kranke verunglückten; „wie viele, ist nie ermittelt", fügt Conolly hinzu. —

Die Quelle, aus der die hier kurz geschilderten, weit verbreiteten Übelstände ihre Nahrung zogen, waren zwei allgemeine Vorurteile, von denen die öffentliche Meinung, zumeist auch die der Ärzte, vollkommen beherrscht wurde. Das eine war die Ansicht, daß Geisteskranke unheilbar seien. Der Herzog Larochefoucault-Lianfourt, der in der konstituierenden Versammlung der französischen Republik über die Zustände in den Irrenanstalten berichtete, erklärte: „Das Irresein wird als unheilbar angesehen; die Irren erhalten keinerlei Behandlung; die für gefährlich gehaltenen werden angekettet wie wilde Tiere." „Eines der Menschheit schädlichsten Vorurteile, und welches vielleicht die beweinenswerte Ursache ist, daß man die Wahnsinnigen beinahe überall aufgibt, ist dies, daß man das Übel für unheilbar hält", sagt Pinel, und Davis erklärte: „Man ließ den unglücklichen Wahnsinnigen bei seinem Brote und Wasser schmachten, ihn als ein der Besorgnis für sein Schicksal unwertes Subjekt, in seiner finstern und einsamen Zelle auf seinem Strohlager an die Wand gekettet, als ein Opfer des trägen und selbstsüchtigen Grundsatzes, der Wahnsinn sei eine unheilbare Krankheit, daniederliegen.“ *Damerow* weist darauf hin, daß erst die in den zwanziger Jahren des 19. Jahrhunderts sich anbahnende Trennung der Heil- und Pflegeanstalten die Überzeugung von der Heilbarkeit einer großen Anzahl von Seelenkranken zum allgemeinen Bewußtsein gebracht habe, und auch *Griesinger* spricht davon, daß zu jener Zeit die Möglichkeit, einen gewissen Teil der Kranken wiederherzustellen, beinahe erst entdeckt worden sei. Selbstverständlich waren auch schon vorher so manche Kranke unter verständiger Pflege, ja selbst unter ungünstigen Verhältnissen genesen, wie die Listen des Juliusspitals ausweisen. Aber solche Einzelerfahrungen verschwanden doch hinter der überwältigenden Tatsache, daß die ungeheure Mehrzahl der in den Tollhäusern aufbewahrten Kranken entweder zugrunde ging oder in den abschreckendsten Formen vertierte. Dies Ergebnis war zum großen Teile gewiß dadurch bedingt, daß man sich aus vielfachen Gründen erst dann dazu entschloß, die Hilfe derartiger Anstalten aufzusuchen, wenn es sich um schwere und langwierige, längst hoffnungslos gewordene Fälle handelte. Es ist aber wohl auch kaum zu bezweifeln, daß nicht wenige Kranke, die an sich noch wenigstens einer weitgehenden Besserung fähig gewesen wären, in der Hölle der Tollhäuser vollends ihre Gesundheit einbüßten. So bildeten die Geisteskranken für ihre Umgebung eine schreckliche, quälende Last, ohne Aussicht auf Erleichterung. Kein Wunder daher, wenn man darauf bedacht war, das verlorene Familienmitglied mit möglichst geringen Opfern irgendwie unschädlich zu machen.

Dazu kam aber weiterhin, daß man die Krankheitsäußerungen ganz allgemein *als den Ausfluß persönlicher Torheit oder Niedertracht* ansah. Die bald lächerlichen und entwürdigenden, bald gefährlichen und aufreizenden Handlungen des Kranken setzten ihn daher in den Augen seiner Umgebung herab und warfen auch einen Schatten auf seine Angehörigen. So ist das auch heute noch nicht ganz überwundene Vorurteil entstanden, daß seelische Erkrankung nicht sowohl ein Unglück, als eine Schande für den Kranken und seine Familie bedeute. Dieser Gesichtspunkt beherrschte auch die ganze Behandlung der Kranken, die als sittlich entgleiste, übelwollende und vielfach bösartige Geschöpfe galten. Man suchte sie daher vor allem von ihren Torheiten abzubringen und durch Mißhandlungen und Strafen aller Art zu bändigen. Wenn das nicht gelang, so mußte man sich vor ihnen sichern, indem man ihre Bewegungsfreiheit auf das äußerste beschränkte und sie gleich wilden Tieren möglichst fest verwahrte.

Wenn schon die Unheimlichkeit und Unberechenbarkeit im Verhalten der Kranken eine gewisse Scheu vor ihnen erzeugte und sie vielfach bedenklicher erscheinen ließ, als sie wirklich waren, so trug gerade die ungeeignete Behandlung wesentlich dazu bei, ihre Gefährlichkeit immer mehr zu steigern. Mit Notwendigkeit bildete sich eine rasch wachsende Erbitterung der Kranken gegen ihre Peiniger und Kerkermeister heraus, die zu einem dauernden, rücksichtslosen Kampfe gegen die übermächtige Vergewaltigung führte. So kommt es, daß uns die Kranken der alten Tollhäuser als eine Schar rasender und tobender, fortwährend zu Wutausbrüchen, Gewalttaten, Zerstörungen und heimtückischen Angriffen geneigter Zerrbilder des Menschentums geschildert werden, die eben nur durch die roheste Gewalt einigermaßen im Zaume gehalten werden konnten. Esquirol berichtet, daß die Wärter in manchen französischen Anstalten zu ihrer Sicherheit von Hunden begleitet wurden, und Reil schlägt vor, daß die Wärter bei ihren Verrichtungen in den Tobzellen einen unsichtbaren Panzer tragen sollten. Zum Einfangen der Kranken, die gefesselt werden mußten, bediente man sich vielfach auch bei uns eigener halbreifenförmiger „Fangstöcke", mit deren Hilfe die Rasenden zunächst irgendwo an die Wand gepreßt wurden, damit man sich ihrer bemächtigen konnte. —

Folge und Ursache zugleich aller dieser, das Los der Geisteskranken bestimmenden Anschauungen war der Umstand, daß es vor 100 Jahren fast keine Irrenärzte gab. Die eigentliche Fürsorge für die Kranken lag nahezu überall in den Händen der „Oberaufseher", Hausväter, Irrenhausverwalter, während Ärzte lediglich bei körperlichen Leiden zugezogen wurden. Unter den namhaften Schriftstellern über das Irresein begegnen uns in jener Zeit eine ganze Reihe von Laien, Theologen und Philosophen, wie Beneke, Hoffbauer, Fries, Kant; Haslam war Apotheker. Andere waren zwar Ärzte, besaßen aber kaum psychiatrische Erfahrung, wie Reil und Autenrieth, wohl auch Nasse und Friedreich. Nur in den großen Mittelpunkten der Wissenschaft fanden sich einzelne hervorragende Männer, die Erforschung und Behandlung der Geisteskrankheiten zu ihrer Lebensaufgabe gemacht haben, so namentlich Lorry, Daquin, Pinel und Esquirol in Frankreich, Cullen, Arnold, Perfect, Pargeter, Crichton in England, Chiarugi in Italien, Reil, Heinroth, Horn, Hayner, Pienitz in Deutschland. Außerdem gab es wohl hier und da an Spitälern und Siechenhäusern Ärzte, die sich durch langjährige Beobachtung von Geisteskranken eine gewisse Kenntnis ihrer Leiden angeeignet hatten. Allein ihnen fehlte meist jede fachärztliche Ausbildung, und sie betrieben die Seelenheilkunde in der Regel nur im Nebenamte, so daß von einer gründlichen wissenschaftlichen Beschäftigung mit dem Gegenstande kaum die Rede sein konnte. Zudem war ihre Stellung vielfach unwürdig, und sie hatten nur sehr geringen Einfluß auf das Los der Kranken. Selbst Müller in Würzburg berichtet, daß er wegen der geringsten Bedürfnisse seiner Kranken ein förmliches schriftliches Bittgesuch einreichen mußte, daß ihm abschlägige Bescheide mündlich durch den Hausknecht übermittelt wurden, daß er keine Stimme bei Anstellung und Entlassung seiner Wärter hatte, ja daß erst im Jahre 1816 den Ärzten der Titel „Herr" zugestanden wurde. Ähnliche Klagen wurden an anderen Orten laut. Der Wert der irrenärztlichen Behandlung wurde offenbar, wie es auch heute noch vielfach zutrifft, äußerst gering eingeschätzt. In England bestand mindestens bis in die Mitte des Jahrhunderts die Bestimmung, daß es für Privatanstalten mit weniger als 100 Kranken genüge, wenn sie von einem beliebigen praktischen Arzte der Nachbarschaft zweimal in der Woche besucht würden. Selbst Nasse, der hochverdiente Vorkämpfer der wissenschaftlichen Psychiatrie in Deutschland, entwickelte noch 1821 den Plan, die Behandlung eines erheblichen Teils der harmloseren Geisteskranken in die Hände der Geistlichkeit zu legen. Jedenfalls war auch dort, wo eine ärztliche Fürsorge sich zu entwickeln begann, die Zahl der Ärzte viel zu klein, ihre Besoldung ganz unzureichend. Es ist verständlich, wenn unter solchen Umständen der Nachwuchs zunächst spärlich war. Gab doch noch Professor Autenrieth in Tübingen in seinen Vorlesungen über Geistesstörungen seinen Zuhörern ausdrücklich den Rat, sich nicht längere Zeit mit der Behandlung von Irren zu befassen, weil man zu befürchten habe, selbst geisteskrank oder ein Narr zu werden.

Man wird nach dieser Probe kaum annehmen dürfen, daß die Unterweisung der Studierenden in der Seelenheilkunde bei uns auf besonderer Höhe stand. Allerdings wurden schon hier und da klinische Vorlesungen über Psychiatrie gehalten, aber psychiatrische Kliniken im heutigen Sinne gab es noch lange nicht, ja Roller konnte 1838 den Satz aufstellen: „Eine Irrenklinik ist, was auch dafür angeführt worden, ein ungelöstes und unlösbares Problem." Sehr bezeichnend für die vor einem Jahrhundert über diese Frage herrschenden Anschauungen sind die Pläne, die Nasse als eifriger Verfechter des psychiatrischen Unterrichts der Ärzte 1819 über die Einrichtung von klinischen Abteilungen für Geisteskranke entwickelte. Er fordert hier Platz für 6—8 Kranke, die nach Bedarf etwa alle 2—3 Monate durch Austausch aus einer nahe gelegenen Irrenanstalt wechseln sollen. Den Unterricht soll von den drei Professoren der inneren Medizin, der Chirurgie und der Geburtshilfe zunächst derjenige übernehmen, der zu diesem Geschäft am meisten geeignet ist; erst späterhin sei von dem Leiter der inneren Klinik die Eignung dafür bestimmt zu verlangen. Merkwürdig berühren uns heute die vielfach sehr eingehend erörterten Bedenken, ob nicht die klinische Vorstellung den Kranken schaden könne.

Bei dieser Lage der Dinge ist es erklärlich, daß auch die Wissenschaft der Seelenheilkunde selbst noch in den Kinderschuhen steckte. Was uns in den Arbeiten aus jener Zeit am meisten auffällt, ist das starke Überwiegen allgemeiner Erörterungen und tiftelnder Gedankenspielereien über die rein naturwissenschaftliche Beobachtung und Sichtung der Erfahrung. „Man räsoniert zu viel und man beobachtet zu wenig", erklärt Reil 1803, und noch 1822 klagt Jacobi, daß die Masse der Erfahrungen, die vorlägen, viel zu unbedeutend sei, um einem einigermaßen haltbaren Systeme zur Grundlage dienen zu können. Der Boden sei so schlüpfrig, die genaue Beobachtung so schwierig, die Gefahr von Täuschungen der Phantasie und Trugschlüssen des Verstandes so groß, daß es doppelt nötig sei, den Weg der nüchternsten Naturbeobachtung und der vorsichtigsten Induktion strenge innezuhalten.

Zu Ende des 18. Jahrhunderts mußte der Irrenarzt vor allem von der Philosophie oder doch von der Anthropologie ausgehen, die nach der von Kant gegebenen Umgrenzung eine Art Alltagspsychologie bedeutete. So schrieb Daquin 1792: „La philosophie de la folie ou essai philosophique sur les personnes attaquées de la folie", Pinel 1800 sein „Traité médicophilosophique sur l'aliénation mentale ou la manie; er erwähnt einen Kranken, dessen Symptome „nach den Ideen, welche Locke und Condillac über die Wahnsinnigen geben", rätselhaft erscheinen konnten. Ruhland verfaßte 1801 „Medizinisch-philosophische Betrachtungen über die Begriffe von Gemütskrankheiten", Groos 1828 einen „Entwurf einer philosophischen Grundlage für die Lehre von den Geisteskrankheiten", und Ideler erklärte, daß die Psychiatrie bestimmt sei, die Brücke von der Philosophie zur Medizin zu schlagen. Kant aber gab in seiner Anthropologie nicht nur eine eingehende Schilderung des Irreseins und seiner Formen, wie er sie sich dachte, sondern er bestritt auch ausdrücklich der gerichtlichen Arzneikunde, ja überhaupt der Medizin, die Befähigung, die Frage zu beantworten, ob ein Übeltäter bei der Begehung einer Straftat verrückt gewesen sei oder nicht; derartige Fälle seien vielmehr vor die philosophische Fakultät zu verweisen. Auch Hegel hielt sich für berechtigt, ohne jede ärztliche Erfahrung eine Darstellung der Geisteskrankheiten und ihrer vermeintlichen Entstehungsweise zu geben.

Wir finden daher in den Lehrbüchern und in der damals führenden Nasseschen Zeitschrift für psychische Ärzte ausgedehnte Abhandlungen über das Verhältnis zwischen Leib und Seele, über den Glauben an die Unsterblichkeit, die Frage des „Vereintseins" oder „Einsseins" von Körper und Seele und ähnliches. Zugleich macht sich eine seltsame Neigung zu naiven und willkürlichen Deutungen der Beobachtungen wie zur Auffindung allgemeiner Beziehungen zwischen fernliegenden Tatsachenreihen geltend. So sucht Burdach den Beweis dafür, daß wir das Gehirn als Organ der Seele anzusehen haben, aus der Übereinstimmung zwischen dem Begriffe der Seele und der Gestaltung des Gehirns zu führen. Grohmann behandelt das Gehirnleben im Zusammenhange mit einer Weltanschauung, in der die Zahl 3 eine beherrschende Rolle spielt. Wie die Naturreiche vom Tellurismus zu den Atmosphärilien und zu den Lichtwesen fortschreiten, so haben wir im Körper Abdominal-, Brust- und Cerebralgebilde und unter letzteren wieder das verlängerte Mark, das Kleinhirn und das Großhirn, unter den Sinnen den Geruchs-, Gehörs- und den Sehsinn als Entwicklungsstufen zu unterscheiden, denen im Anorganischen die Grundkräfte der Vegetation, Expansions- und Kontraktionskraft, im Organischen die Produktion, Irritabilität und Sensibilität entsprechen.

Ganz ähnliche Gedankenspielereien entwickelt 1829 Damerow, indem den drei Körperhöhlen die Temperamente entsprechen sollen, das cholerische dem Kopfe und Gehirne, das sanguinische der Brust und dem Rückenmark, das melancholische dem Unterleibe mit dem Gangliensystem. Diesen drei Höhlen, dem sensiblen, irritablen und reproduktiven Systeme des Organismus, stellt er dann weiter die drei Teile des Gehirns an die Seite, die Halbkugeln und das Kleinhirn, ferner die Empfindung, Bewegung und Ernährung, endlich das tierische Bewußtsein, das tierische Gefühl und den tierischen Trieb sowie Verstand, Einbildungskraft und Wille. Ja, diese Dreiteilung wird auch noch ausgedehnt auf die Fische, die als „Bauch- und Wassertiere" den Keim des melancholischen oder venösen Elementes in sich schließen, während die Vögel als „Brust- und Lufttiere" das sanguinische, die Säugetiere, besonders die Fleischfresser, als „Erd- (Feuer-) und Kopftiere" das cholerische Temperament darstellen. Endlich sollen die mineralischen Heilmittel zunächst auf das reproduktive, die vegetabilischen auf das irritable und die animalischen auf das sensible System einwirken.

Namentlich chemische Vorstellungen und die Entdeckungen des Galvanismus, der Elektrizität und des Magnetismus, der noch mit dem sogenannten tierischen Magnetismus zusammengeworfen wird, wurden gern mit den Erscheinungen und Störungen des Seelenlebens in Verbindung gebracht. So findet Heinroth in den beiden Hauptformen der Gemütsstörungen, dem Wahnsinn und der Melancholie, die Merkmale zweier entgegengesetzter physischer Prinzipien wieder, der Zentripetal- oder Kontraktivkraft, des Strebens, sich in das Minimum eines Mittelpunktes zu verlieren und so allmählich in nichts zu verschwinden, und der Zentrifugal- oder Expansivkraft, des Strebens, sich in unendliche Weite auszubreiten und so ebenfalls in nichts zu verschwinden. „Wir finden die körperlichen Repräsentanten dieser beiden Kräfte in dem Sauerstoff und dem Wasserstoff, wiefern jener an die Metalle, dieser an die narkotischen Pflanzenprinzipien gebunden ist; beide verhalten sich als Gifte, nur von entgegengesetzter Art, indem das Metallgift nach der Mitte zu zerstörend, das Pflanzengift nach der Peripherie zu zerstörend wirkt." Durch solche Vorstellungen soll „beispiels- und gleichnisweise" der Begriff der Gemütsaffektion bei der Melancholie und dem Wahnsinn „desto anschaulicher" gemacht werden.

Blumröder meint, daß der Blödsinn nach epileptischen Krämpfen zum Teil darin seinen Grund haben möge, daß durch die Konvulsionen die Entladung der abnorm angehäuften Elektrizität „exzessiv bis zur gänzlichen Beraubung und Erschöpfung des (elektrischen) Nervenlebens" stattfinde. Class zieht das Verhältnis der mehr länglichen zu den mehr kugligen Organen bei einem Mörder insofern zur Erklärung seines Gemütszustandes heran, als in ihm sich ein bestimmtes Verhältnis der Expansionskraft zur Kontraktionskraft offenbart, aus dem die Neigung zur Menschenfurcht einerseits, zu heftigen Explosionen andererseits abgeleitet wird; eine zusammengezogene Gestalt des Gehirns mit gleichmäßiger Verhärtung von hinten nach vorn sollte auf einen schwachen Verstand mit gutem Gedächtnis hindeuten; dabei soll die „Attraktivkraft" dem positiven Pole entsprechen, Oxygen und damit größere Gerinnung und Starrheit sowie alle Phänomene der Säuerung erzeugen, während die „Expansivkraft", als Vertreterin des negativen Pols, runde Formen, Verbrennlichkeit und Weichheit bedingt, da sie zur Hydrogenbildung führt. Damerow, der es als unzweifelhaft betrachtet, daß durch Gemütsbewegungen scirrhöse Geschwülste, krebsartige Verhärtungen der Brust, des Magens und des Uterus, Steinbildungen usf. entstehen können, hält diese krankhaften Produkte für „eine Art von chemisch-organischer Präcipitation" des psychischen Leidens, das dadurch organisch abgeschieden werden solle; das „starre, feste Beharren des in sich brütenden Schmerzes" mache, vielleicht wegen der innigsten Wechselbeziehung dieser psychischen Leiden zu den innern Organen, die Ablagerung konsistenterer, mehr an sich kontrahierter Stoffe notwendig; „sie mögen wohl organische Reflexe, pathologische Formen und Symbole des Wesens der psychischen Leiden sein".

Den letzten, in ausschweifenden naturphilosophischen Gedankenspielereien schwelgenden Ausläufer dieser Ideengänge bildet das 1855 erschienene Buch Kiesers, „Elemente der Psychiatrik", in dessen ersten Abschnitten man ganze Seiten lesen kann, ohne den Tiefsinn auch nur eines Satzes zu erfassen. Kiesers Schüler Feuerstein erklärt die Geisteskrankheiten durch eine Umkehrung, „Verrückung der Polarität"; ihre nächste Ursache liege in einer abnormen, unwillkürlichen Oszillation in einem peripheren Teile des Gehirns. Walther betrachtet gar die Quadruplizität der Weltgegenden als die real gewordende Quadruplizität des Geistes; der Sinn und der Norden sollen dem Kohlenstoffe, der Verstand und der Westen dem Wasserstoffe, die Einbildungskraft und der Süden dem Stickstoffe und die Vernunft und der Osten dem Sauerstoffe entsprechen. Diesen und ähnlichen spintisierenden Verstiegenheiten gesellen sich dann in den Zeitschriften Abhandlungen über das Fern- und Hellsehen, über das Wahr- und Weissagen, über den animalen Magnetismus und auch über die Wünschelrute hinzu. —

Einen unverhältnismäßig geringen Raum nehmen in den deutschen wissenschaftlichen Veröffentlichungen aus dem Anfange des vorigen Jahrhunderts die Krankenbeobachtungen ein. Sie dienen in der Regel nicht als Ausgangspunkt von Schlußfolgerungen, sondern mehr zur Ausschmückung allgemeiner Auseinandersetzungen und tragen in ihrer abgekürzten Form wie in ihrer Betonung des Kuriosen, Absonderlichen mehr das Gepräge von Anekdoten. Einzelne besonders merkwürdige Geschichtchen, auch solche aus dem Altertum und aus Dichtern, werden ohne Prüfung ihrer Zuverlässigkeit immer von neuem als sichere Erfahrungstatsachen aufgeführt. Daneben begegnen uns unbegreifliche Beobachtungsfehler, so wenn Neumann behauptet, daß der Schädel, je tiefer ein Kranker in Blödsinn verfalle, desto mehr an Umfang abnehme, besonders nach hinten immer flacher und niedriger werde. —

Es ist aber auch gewiß, daß es den meisten psychiatrischen Schriftstellern jener Zeit durchaus an genügender eigener Erfahrung mangelte. Auch wenn wir von den Philosophen Kant und Hegel absehen, die auf Grund des alltäglichen Wissens eine Darstellung der Geisteskrankheiten versuchten, hatten selbst die an Irrenabteilungen tätigen Ärzte nur wenig Gelegenheit zu umfassenderen Forschungen. Sowohl der Bestand der Abteilungen wie die Zahl der jährlichen Aufnahmen war überall recht klein. So traten in die Irrenabteilung des Juliusspitals, eine der ältesten und bestgeleiteten in Deutschland, von 1798—1823 bei einem Belegraum von etwa 70 Plätzen durchschnittlich jährlich 21 Kranke ein. Selbst Pinels Abteilung in Paris bot jährlich fast niemals mehr, als etwa 170—190 Zugänge. Es ist begreiflich, daß sich eine Wissenschaft, die durchaus der steten Berührung mit den gegebenen Naturerscheinungen bedarf, unter solchen Bedingungen nur langsam entwickeln konnte. Während die immerhin in weit günstigeren Verhältnissen arbeitenden französischen Irrenärzte damals schon einen reichen Schatz von wertvollen Beobachtungen niederlegen konnten, ist es kennzeichnend, daß wir das berühmteste und anregendste Werk der älteren deutschen Psychiatrie, Reils Rhapsodien über die Anwendung der psychischen Kurmethode auf Geisteszerrüttungen, einem Manne verdanken, der nach seiner eigenen Angabe auch 8 Jahre später noch wenig oder keine Erfahrung in der psychischen Heilkunde hatte und diese

Unzulänglichkeit auch auf das deutlichste erkennen läßt. Autenrieth schrieb eine psychiatrische Abhandlung, nachdem er im Verlaufe von 10 Jahren Gelegenheit gehabt hatte, 28 Geisteskranke zu beobachten.

Die allgemeine, mehr von der Einbildungskraft, als von der nüchternen Betrachtung der Natur geleitete Richtung des medizinischen Denkens kam selbstverständlich auch in den Anschauungen über das Wesen und die Ursachen des Irreseins zum Ausdrucke. Durchaus im Vordergrunde der Erörterungen stand damals die Frage, ob die Geistesstörungen auf Veränderungen der Seele oder des Körpers beruhen. Die Vertreter der ersteren Anschauung, die sogenannten Psychiker, an ihrer Spitze der Leipziger Professor Heinroth, ein strenger Verfechter der Einheit von Leib und Seele, sahen im Irresein wesentlich den Ausfluß der persönlichen Schuld. „Aus ihr entspringen alle Übel, auch die Störungen des Seelenlebens. In dem Kampfe zwischen der natürlichen Selbstsucht des Menschen und der die Offenbarung des Höchsten vermittelnden Vernunft leitet uns die Stimme des Gewissens wie ein Kompaß, dem wir folgen können oder nicht. Lebt der Mensch für die Welt und für das Ich, so verfällt er in Sünde und stört seine Entwicklung, die durch ihn zur Wirklichwerdung bestimmte Lebensoffenbarung, kurz, die Ordnung und Gesetzlichkeit des Seins und Lebens selbst, und sein Vergehen gegen das höchste Leben ist in Beziehung auf ihn selbst Lebensstörung, Hemmung und Beschränkung, d. h. menschlichkrankhafter Zustand.“ „Indem der Mensch sich dem Bösen hingibt, wird er des Nichtgöttlichen Sklave, und er verliert somit, zwar nicht unmittelbar und sogleich seine Willkür, aber doch den einzig möglichen, wahrhaft freien Stand im Leben und mit ihm zugleich das Gefühl reiner Befriedigung und Seligkeit. Eine Beute der Leidenschaften, des Wahns und der Laster, wird so das schöpferische Bildungsgeschäft in ihm mannigfaltig gehemmt, unterbrochen und zurückgedrängt; und so entsteht uns durch die Betrachtung eines solchen gestörten inneren Organisationsprozesses zur Entwicklung des vollendeten, d. h. freien Lebens, der Begriff der Störung des Seelenlebens oder kürzer der Seelenstörung.“ Da die Seele ihrem Wesen nach frei ist, kann sie diese Freiheit nur durch sich selbst, durch ihren Hang zur Sünde, verlieren; dadurch gerät sie in Abhängigkeit von außen und verfällt den Folgen von Schuld, Sünde und Selbstsucht. So kommt es zur Erzeugung der Seelenstörungen; die Mutter ist die Seele selbst; der Erzeuger ist das Böse, mit dem sich die Seele begattet, indem sich dasselbe ihr in mannigfaltiger Gestalt naht. „Die Seele und das Böse werden vereinigt, wie überall die Geschlechter vereinigt werden: durch die Liebe; die Liebe der Seele zum Bösen heißt der Hang zum Bösen.“ Dadurch wird das Hinabneigen und Sinken, der Fall in den Abgrund der Finsternis versinnbildlicht. „Man sage, was man wolle, aber ohne gänzlichen Abfall von Gott gibt es keine Seelenstörung. Ein böser Geist also wohnt in den Seelengestörten; sie sind die wahrhaft Besessenen.“

Tatsächlich findet nun Heinroth, wie er ungezählte Male versichert, überall die Bestätigung dafür, daß die Seelenstörungen aus der freiwilligen Hingabe an das Böse entspringen. Die „Melancholia attonita“ befällt Menschen nach heftig auf das Gemüt wirkenden Ereignissen, welche keine Kraft des innern Widerstandes finden, „da das Individuum im Laufe seines Lebens nicht dafür gesorgt hatte“; die Willenlosigkeit mit Erschöpfung („Abulia melancholica“) entwickelt sich auf dem Boden der Erschöpfung, die, wie bei der „Abulia simplex“, „nicht ohne früheres Verschulden stattfindet“, während die „Abulia anoa“, die Willenlosigkeit mit Blödsinn, „Folge von Samenverschwendung“ ist. Die „Melancholie mit Verrücktheit, Wahnsinn und Tollheit“ entsteht „nach einem teils verkehrten und phantastischen, teils verworfenen und verbrecherischen Leben einer übrigens energischen Natur“, während die „Tollheit“, die „Mania simplex“, in der Natur eines von Jugend auf verdorbenen Willens begründet ist und ihre Elemente aus der Tiefe der vernachlässigten moralischen Anlage des Menschen hervorgehen. Den allgemeinen Wahnwitz, die „Eknoia catholica“, führt Heinroth auf „heftige Leidenschaften, ungebändigte, falsche Verstandeskultur und Triebe“ zurück, und von dem „tollen Wahnwitz“, der „Eknoia maniaca“, heißt es: „Auch ist aus dieser Hölle keine Erlösung, sie müßte denn durch ein Wunder geschehen. Nur durch die schrecklichste Gesunkenheit, nach den gröbsten Ausschweifungen, den größten Lastern und Verbrechen, gerät der Mensch in diesen Zustand gänzlicher geistiger Auflösung. „Die religiöse Melancholie endlich kommt zustande durch das Weltleben, das Irregehn in demselben, das Versinken in seinen Sümpfen und die zuletzt erwachende Richterstimme im Menschen sowie den Schreck, den sie in dem verwahrlosten Geist und Gemüt hervorbringt. „Ein ausschweifendes Leben, das seine Kräfte erschöpft hat, ein Hingegebensein an Leidenschaftlichkeit aller Art, ein schweres Verbrechen oder eine Reihe von schweren Vergehungen: dies ist der sumpfige Weiher, dessen Unterstes durch den Sturm zu oberst gekehrt wird, und welches nun die Schrecken der Tiefe zutage fördert. Eine zerrüttete Seele in einem zerrütteten Körper; dies ist die Basis der religiösen Melancholie.“ Man solle sich nicht durch den Schein der Unschuld blenden lassen; es gebe „übertünchte Gräber“. Die Ungeheuerlichkeit der Irrtümer, die hier durch verkehrte Grundanschauungen in die Beobachtung und Beurteilung der Kranken hineingetragen werden, hat etwas Erschütterndes.

Selbstverständlich muß Heinroth, um seine Ansicht aufrechtzuerhalten, zu allerlei Künsteleien greifen. Schon das bloße natürliche

Fortleben und Dahinleben, unbekümmert um das eine, was not ist und was das Herz fest macht: um das Zusammenhangen mit dem Höchsten, sei hinlängliche Diathesis zu allen Arten von Seelenstörungen nach Maßgabe des Temperaments. Unter den Einflüssen eines ganzen Lebens, die es nach seiner inneren Natur und nach der Neigung der Willkür verarbeitet, entwickelt sich das Gemüt, das aus ihnen Blätter und Blüten und Früchte treibt, des Gedeihens entweder oder des Verderbens. Wenn dann äußere Veranlassungen, wie Schreck, Ärger, Kummer, Seelenstörungen erzeugen, „so ist dies ein sicherer Beweis, daß dergleichen Individuen schon früher nichts weniger als seelengesund, sondern schon moralisch verwildert waren". Man gehe nur die Gelegenheitsursachen der Reihe nach durch, „und man wird finden, daß nur unter Voraussetzung einer durch falsch geführtes Leben erworbenen krankhaften Empfänglichkeit nicht bloß, sondern wirklichen Krankheitsdiathesis, die genannten Reize eine so bedeutende Wirkung hervorbringen können". Auch die Magenüberladungen, Verstimmung von Verdauungswerkzeugen, Verdorbenheit der zubereiteten Säfte, Erhitzungen und Erkältungen, der ganze Kreis von Unbesonnenheiten des Lebens, begleitet von den mannigfaltigsten nachteiligen, Leben und Seele gefährdenden Folgen, „ist denn dies alles ein Beweis von wohlgeordnetem Seelenleben? Oder nicht vielmehr ein Beweis, daß die psychische Ökonomie schlecht beschaffen ist? Ungeheure Vernachlässigung, Gedankenlosigkeit, Übereilung, Leidenschaftlichkeit, kurz mannigfaltige Seelenverkehrtheit wird vorausgesetzt, ehe die äußere Lebenstätigkeit in so große Verwirrung und Verkehrungen ihrer Richtung gebracht wird." Über den angeblich krankmachenden Einfluß unterdrückter Hämorrhoiden heißt es: „Sind sie eine Folge wohlgeordneter Lebensart? Eines guten physischen und psychischen Regimes? Es sei, daß Alter, Anerbung usw. ihren Teil daran haben: ohne Ausschweifungen, Vernachlässigungen, Unbesonnenheiten usw. entstehen keine solchen Zufälle. Aber Gefräßigkeit und Völlerei, ein ganzes ungeordnetes, wüstes Leben, diese bringen am Ende solche Desperationskuren der Natur hervor. Keine Ehre für ein Menschenleben!"

Die von ihm selbst gepriesene Heilwirkung des Aderlasses bei der Manie, wobei das Blut aus der Ader schnell und siedendheiß springt, „als jauchzte es über seine Befreiung aus dem Kerker, in welchem es gegen sich selbst tobte", erkennt Heinroth ebenfalls nicht als Beweis einer körperlichen Entstehung des Leidens an. Die Krankhaftigkeit des Gefäßsystems und seines Inhalts sei vielmehr erst das Erzeugnis und die endliche Folge, der Stempel eines ganz verkehrten Lebens, welches sich widernatürlich psychisch und somatisch, durch Leidenschaften, durch starke Getränke, überhaupt durch luxuriöse Lebensart angespannt, überfüllt, gereizt hat, aus Maß und Ordnung herausgefallen ist.

Aus solchen Anschauungen zieht Heinroth naturgemäß den Schluß, daß die einzige Vorbeugung des Irreseins der Glaube ist, ein Nachweis, dem er den „ethischen" oder prophylaktischen Teil seines Lehrbuches widmet. „So wirkt das Leben im Glauben bis tief in die irdische Wurzel unseres Daseins hinab, festiget und kräftigt dieselbe, solange wir in diesem Leibe wallen, und sichert und schützt so durch sein Wesen und Wirken den ganzen Menschen vor aller Gefahr der Seelenstörung und des unfreien Zustandes jeder Art, als das gewisse, untrügliche Schutzmittel, welches wir gesucht und solchergestalt gefunden haben." Daraus würde sich die Folgerung ergeben, daß, wer sich geistig bewahre, nie in Gefahr sei, geisteskrank, ein Narr zu werden, und Groos kommt denn auch 1838 bei der Untersuchung der Frage, ob ein Weiser irre werden könne, zu dem Schlusse, daß zwar durch einen Schrotschuß in die Stirn oder durch eine Handvoll Tollkirschen auch hier das Instrument der Seele verstimmt werden könnte, daß es aber doch wohl nicht zu dem greulichen Mischmasch der eigentlichen Verrücktheit, nicht zu jenen unbegreiflichen Absurditäten, zu jenen widernatürlichen Affekten und zum blutdürstigen Willen kommen werde, sondern etwa der letzte hohe Entschluß des Weisen vor der Erkrankung sich vielleicht als Ekstase oder als eine andere milde Form durch das Leiden hindurchziehe, in welchem alle abscheulichen Züge wegfallen würden.

Den Anschauungen Heinroths standen diejenigen Idelers nahe, der in den unbeherrschten Leidenschaften die Hauptquelle der Geistesstörungen, ja der Krankheiten überhaupt erblickte. Er bezeichnet es als einen „jedem erfahrenen Arzte bekannten Satz, daß mit fast alleiniger Ausnahme derjenigen Krankheiten, welche aus mechanischen Verletzungen und Vergiftungen stammen (wenn wir zu letzteren im weitesten Sinne auch alle durch Kontegien und Miasmen erzeugten Leiden rechnen), beinahe alle übrigen oft genug in leidenschaftlichen Erschütterungen entweder ausschließlich ihren Ursprung finden oder wenigstens unter Mitwirkung der letzteren um so leichter aus ihren gewöhnlichen Ursachen hervorgehen".

Es konnte nicht fehlen, daß von derartigen Standpunkten aus auch die einzelnen Krankheitsäußerungen aus der Art der vorausgehenden Verirrungen abgeleitet wurden. Der Wahnsinn, ein Zustand traumhafter Verwirrung, ist nach Heinroth allezeit das Erzeugnis heftiger Leidenschaften, namentlich der Liebe und der Eifersucht; die Melancholie entspringt aus Kummer, Gram und Sorge; die verschiedenen Formen der mit Wahnbildungen einhergehenden Verrücktheit entwickeln sich aus Stolz, Ehrgeiz, Ruhm- und Gewinnsucht, aus Eitelkeit, Dünkel und Hochmut, aus Schwärmerei und Fanatismus. Der Blödsinn entsteht durch

Ausschweifungen, Onanie, Trunksucht, Völlerei, während die Tollheit oder Tobsucht dadurch zustande kommt, daß der Mensch verwildert, wenn er aus den Schranken des Gesetzes und der Ordnung herausgetreten ist, nunmehr gegen sich selbst und gegen sein Schicksal ergrimmt und Gesetz und Ordnung anfeindet, die seine Feinde geworden sind, wie er der ihrige wurde. Das Toben im Organismus ist hier bloß der äußere Ausdruck des inneren Zustandes. „In dem Gefühl seiner Trennung vom Guten, mit dessen reinem Wesen er sich nicht wieder vereinigen kann, gibt er alles auf und wird ein Zerstörer, ein Verderber". Wir werden hier an die Worte erinnert, mit denen Burrows 1828 sein Buch über die Geistesstörungen begann: „Das Irresein ist einer der Flüche, die auf die Menschheit durch den Zorn des Allmächtigen für ihre Sünden heraufbeschworen wurden."

Die gewichtigen Einwendungen, die gegen die hier kurz umrissenen Ansichten vorgebracht werden können, sind ihren Urhebern natürlich nicht verborgen geblieben und gaben Anlaß zu eingehenden Erörterungen. Den nächstliegenden Einwurf, daß doch nun einmal tatsächlich die geistig Erkrankenden durchaus nicht häufig vorher ein besonders sündiges Leben geführt haben, sucht Heinroth mit den schon angeführten Gedankengängen zu entkräften, die jeden Menschen zum offenbaren oder heimlichen Sünder stempeln und auch die Mängel der Veranlagung als Folge von Laster und Selbstsucht erscheinen lassen. Weiterhin aber hatte man sich mit der Tatsache abzufinden, daß einerseits das Irresein gar nicht selten mit auffallenden körperlichen Veränderungen einhergeht, denen man eine ursächliche Bedeutung zuzuschreiben geneigt sein wird, und daß andererseits handgreifliche geistige Störungen durch Gifte, fieberhafte Erkrankungen, Hirnverletzungen herbeigeführt werden können. Jener ersteren Beobachtung wird von den Psychikern durch die Behauptung begegnet, daß die wahrgenommenen Veränderungen nicht sowohl die Ursache, als vielmehr die Folge der geistigen Störungen darstellen. Wenn ein leidenschaftliches Gemüt eine Vorstellung, einen Gedanken so lange verfolge und hege, bis er zur fixen Idee werde, führt Heinroth aus, sei nicht zu verwundern, vielmehr ganz natürlich, daß die zarten Organe im Gehirn, die bei dem Bilden von Vorstellungen und Gedanken tätig seien, durch Überreizung, Überspannung, oder wie man es nennen wolle, angegriffen und vielleicht in einen entzündungs- oder lähmungsartigen Zustand versetzt würden. Freilich könne die also entstandene organische Verstimmung oder Zerrüttung nun auf die Seele zurückwirken, so daß sie, auch für den Fall, wenn sie etwa ihres verkehrten Treibens müde wäre und sich wieder in ihren Gleichgewichtspunkt zurückversetzen wolle, es nicht mehr vermöge, sondern in ihrer eigenen Schlinge gefangen sei. In anderen Fällen seien die körperlichen Erkrankungen erst durch die unzweckmäßige Lebensführung, durch die Ausschweifungen und Verirrungen hervorgerufen, die auch die Voraussetzung für die Entstehung des Seelenleidens bilden.

Der zweiten, oben angeführten Schwierigkeit entziehen sich die Psychiker durch die Ausscheidung der offenkundig durch körperliche Schädigungen bedingten Geistesstörungen aus dem Gebiete des Irreseins überhaupt. Heinroth erklärt, er leugne standhaft, daß somatische schädliche Potenzen, mechanische, chemische Gewalten, körperliche Erkrankungen, organische Fehler, idiopathisch und ursprünglich „wahre, eigentliche Seelenstörung“ erzeugen können. Er stellt daher den eigentlichen, durch innere Unfreiheit gekennzeichneten Geisteskrankheiten die „gebundenen“ Zustände gegenüber, in denen die Freiheit nicht aufgehoben, sondern nur gehemmt ist, oder, wie er es ausdrückt, nur eine Wolke vor die früher oder später in hellem Glanze strahlende Sonne tritt. Dahin gehören die durch eine organische Erkrankung erzeugten Seelenstörungen. Der Rausch und die Fieberdelirien waren daher für ihn etwas ganz anderes, als die sonstigen Formen des Irreseins. Übrigens läßt er durchblicken, daß es sich auch wohl hier öfters doch eigentlich um „gemischte“ Zustände handele, in denen Unfreiheit sich mit Gebundenheit vergesellschafte. „Niemand ist vorher, ehe er in ein Fieber mit Delirien verfällt,“ so führt er aus, „so moralisch rein, daß sich nicht fehlerhafte Triebe, Neigungen, Leidenschaften, überhaupt moralische Verwöhnungen in sein Leben hätten einschleichen sollen. Im organisch gesunden Zustande bleiben vielleicht diese moralischen Ausartungen versteckt, allein in den unbewachten Augenblicken der Krankheit tritt dies alles hervor, und der Mensch gleicht jetzt einem Trunkenen, der sein Innerstes zur Äußerung bringt.“

Man wird es begreiflich finden, daß diese Anschauungen von den mehr medizinisch gerichteten Irrenärzten, den „Somatikern“, heftig bekämpft wurden. Sie nahmen die alte Lehre des Hippokrates wieder auf, der schon mit größter Klarheit und Entschiedenheit das Gehirn als den Sitz der seelischen Vorgänge und dementsprechend auch als den Entstehungsort der geistigen Erkrankungen bezeichnet hatte. Der Zusammenhang der Sinnesorgane einerseits, der Bewegungswerkzeuge andererseits mit dem Gehirn, die engen Beziehungen zwischen geistiger Entwicklung und Ausbildung des Gehirns in der Tierreihe und beim einzelnen Menschen, endlich die augenfälligen Beeinträchtigungen des Seelenlebens durch gröbere Verletzungen und Erkrankungen des Gehirns dienten der Überzeugung zur Grundlage, daß wir im Gehirn, wie es Reil ausdrückte, „den Leib unseres Ichs“ zu suchen haben. Diese, schon von vielen Irrenärzten, namentlich von Chiarugi und Willis, verteidigte Lehre trat jetzt in scharfen Gegensatz zu der moralisierenden und theologisierenden Richtung. Ihre hervorragendsten Vertreter, Nasse und Friedreich, betonten, daß die unsterbliche Seele überhaupt nicht erkranke, sondern daß nur der Körper durch Störungen untauglich werden könne, die Tätigkeitsäußerungen der Seele in gehöriger Weise zu vermitteln.

Eine gewisse Sonderstellung nahm Jacobi ein. Die Tatsache, daß einerseits der Seelenzustand durch Vorgänge in den verschiedensten Körpergebieten beeinflußt werden kann, und daß andererseits die Seelenregungen auf alle möglichen körperlichen Leistungen einzuwirken vermögen, hatten ihn zu der Ansicht geführt, „daß die organischen Bedingungen zu den psychischen Erscheinungen keineswegs ausschließlich im Gehirne zu suchen sind, sondern daß vielmehr die Mitwirkung aller Teile des Organismus zur Hervorbringung dieser Erscheinungen, nur auf verschiedene Weise und in einem verschiedenen und wechselnden Maße, in Anspruch genommen wird“. Daraus leitete sich für ihn die Lehre ab, daß die Geistesstörungen überhaupt nicht als selbständige Erkrankungen, sondern lediglich als Ausdrucksformen der mannigfaltigsten körperlichen Leiden zu betrachten seien, die bisweilen im Gehirn, aber auch in irgendwelchen sonstigen Gebieten unseres Leibes ihren Sitz haben können, in Lungen, Leber, Darm, Herz, Milz, Nieren, Blutgefäßen, ja auch in der Haut, in Muskeln oder Knochen. „Durch jedes Leiden, durch jede Krankheit, es mögen dabei was immer für Systeme und Sphären des Organismus, was immer für einzelne Gebilde, in was immer für einer Art und Komplikation ergriffen sein, die Krankheit mag akut oder chronisch, intermittierend oder remittierend, idiopathisch oder sympathisch sein, genug, ihre Beschaffenheit mag sein, welche sie wolle, ist allemal zugleich eine eigentümliche krankhafte Modifikation der psychischen Erscheinungen bedingt.“ In diesem Sinne sprach er nicht von Geisteskrankheiten, sondern vielmehr von „mit Irresein verbundenen Krankheiten“.

Jacobi meint auch, es sei ihm wahrscheinlich, daß, wenn es möglich wäre, einem Wahnsinnigen den bestorganisierten Kopf aufzusetzen, er darum doch keine Minute richtig denken würde, und im Gegenteil noch weit mehr davon zu erhoffen sein würde, wenn man dem Kopfe eines Irren einen gesunden Rumpf unterschieben könnte, da die große Masse des diesem innewohnenden vegetativen Vermögens vielleicht die Reorganisation des kranken Kopfes bewirken könnte. Wenn auch diese Ansicht die ursächliche Bedeutung der seelischen Veranlagung wie der gemütlichen Einwirkungen notwendig unterschätzen, andererseits zufälligen körperlichen Störungen zu viel Gewicht beilegen mußte, so wies sie doch mit Nachdruck auf die Beobachtung und Untersuchung der Kranken und die Erhebung von Leichenbefunden hin. Ihre Bestrebungen, die sich vielfach an die Forschungen der französischen und englischen Fachgenossen anlehnten, wurden daher der Ausgangspunkt für die Entwicklung einer klinischen, auf naturwissenschaftlicher Erfahrung aufgebauten Psychiatrie.

Allerdings bewegten sich die Versuche, ein Bild von den körperlichen Grundlagen des Irreseins zu entwerfen, vielfach in sehr unsicheren Bahnen. Dem Nervenfluidum, Nervensaft oder Nervenäther, den man sich im Gehirn ausgeschieden dachte, wurde vielfach eine große Bedeutung zugeschrieben; er sollte in stärkerem oder schwächerem Maße abgesondert werden, die Gewebe verändern oder sich bewegen und dadurch verschiedenartige Störungen erzeugen. Chiarugi betont die verschiedenartige Festigkeit der Hirnmasse sowie die Ansammlung und Ablagerung krankhafter Stoffe in ihr, durch die sie „mit einer widernatürlichen Last beschwert, verändert und gereizt werde". Von vielen Ärzten wurde besonderes Gewicht auf die Füllung der Gefäße, die Bewegung und die Beschaffenheit des Blutes im Gehirn gelegt, von denen die Art der bestehenden Geisteskrankheit abhängen sollte. Cox, der die nächste Ursache des Irreseins stets im Gehirn sucht, dachte vor allem an eine Veränderung des Blutlaufes bei Verrückten, an eine „Plethora des Kopfes". Auch Rush meint, daß die Ursache des Irreseins ursprünglich in den Blutgefäßen des Gehirns liege. Bird erklärte, daß das Vorwiegen des arteriellen Blutes im Gehirn den Wahnsinn, dasjenige des venösen Blutes die Melancholie erzeuge. Marshal kam, hauptsächlich auf Grund von Leichenbefunden, ebenfalls zu der Anschauung, daß die Seelenstörungen regelmäßig mit krankhafter Beschaffenheit des Herzens und der Blutgefäße, namentlich des Hirns, in engster Beziehung ständen. Crichton leitete von einer Überreizung der Gefäße die tobende Manie, von einer Abspannung derselben die gelinde Manie und von einer gänzlichen Hemmung ihrer Tätigkeit die Melancholie ab, während umschriebene Gefäßstörungen in den einzelnen Organen die verschiedenen Formen des partiellen Wahnsinns verursachen sollten. Arnold führt den Nutzen der Blutentziehungen auf eine Verminderung des Andrangs zu den Hirngefäßen und ihrer „widernatürlichen Aktivität" zurück.

Ähnliche Gedankengänge entwickelt Blumröder, wenn er in bilderreicher Sprache das Irresein aus der Störung des Verhältnisses zwischen dem kühldenkenden Hirn, dem „Phosphorus", dem „Ormuzd", und der plastischen, das Triebleben verkörpernden Blutwelle, dem „Ahriman" ableitet. In der Tollheit wird das Hirn vom Blute beherrscht, während es im Blödsinn entweder durch die geringe Menge des einströmenden Blutes „annihiliert" oder durch primäres Erlöschen des eigentümlichen, „wahrscheinlich elektrischen" Hirnlebens „für die Blutbegattung impotent" geworden ist. Andere Formen entstehen durch Mangel oder Überwiegen der Blutbelebung an einzelnen Punkten des Gehirns, Wechsel dieser Zustände, Beeinflussung benachbarter Gebiete, Verbindung venöser und arterieller Blutfüllungen. Blumröder meint, daß die Hirnarterien „das flüchtigste, leichteste, feinste, luftähnlichste Blut" führen; dieses suche sich das Hirn mit „Wahlverwandtschaft" auf, durchdringe und determiniere es mit blindem Walten, wenn es geschwächt und in seinen Fasern erschlafft, dumpf und stumpf sei, verlasse es aber, wenn jenes „für sich wenig denke".

Die allgemeinen Eigenschaften der Gewebe zieht Reil heran, wenn er meint, daß träge und kraftlose Sensationen und damit Narrheit oder Blödsinn entständen, wo das Nervenmark zu weich, die Muskelfaser zu dehnbar, die Galle fade und das Generationssystem ohne Energie sei, während rasche und starke Sensationen mit Neigung zu fixem Wahn oder zur Tobsucht zustande kämen, sobald der Eiweiß- und Faserstoff zu dicht und trocken, die Galle bitter, alle Fasern gespannt und die Geschlechtsteile sehr reizbar seien. Noch andere arbeiten mit dem Begriffe der Irritation, die unmittelbar oder durch Vermittlung anderer Organe auf das Gehirn einwirken könne, auch Entzündung und Blutergüsse erzeuge und auf diese Weise die verschiedenen Formen der geistigen Störung verursache.

Eine erhebliche Rolle spielt ferner in den Erklärungen des Irreseins und namentlich der Behandlungserfolge der Antagonismus zwischen den verschiedenen Organen des Körpers, so zwischen Gefäß- und Nervensystem, insbesondere aber auch in den einzelnen Abschnitten des Nervensystems. Reil meint, daß z. B. die beiden Pole des Körpers, Kopf und Geschlechtsteile, in einer merkwürdigen Wechselwirkung ständen, und er fügt hinzu, daß möglicherweise die gleiche Ursache, eine Überladung mit elektrischer Materie, im Kopfe die Tobsucht und in den Geschlechtsteilen die Geilheit erzeugen könne. Erregung und Reizung auf einem Gebiete kann sich mit Abstumpfung oder Lähmung auf einem anderen verbinden; dadurch kommt einerseits die Mannigfaltigkeit der Krankheitsformen zustande, während es andererseits möglich ist, durch Einwirkungen hier die Störungen dort günstig zu beeinflussen. Guislain erklärt, daß ihm in der Regel der letzte Grund der Seelenstörungen in einer Verschiebung und Verrückung der Verhältnisse zwischen Gefäß- und Gangliensystem, zwischen Vorstellungswelt und Gefühlsleben, Freiem und Unwillkürlichem, Geist und Natur zu liegen scheine. Auf ähnliche Überlegungen stützte sich das von Horns Schüler Sandtmann geschilderte „indirekt-psychische Heilverfahren", das auf antagonistischem Wege, durch Einwirkungen auf das Gemeingefühl, namentlich durch Erregung von Schmerz, durch Entziehung gewohnter Bedürfnisse, durch Erzeugung von Ekel, durch Hautreize, mittelbar das Gehirn zu beeinflussen suchte. Die im Zentralorgan geschwächte oder widernatürlich gesteigerte Tätigkeit sollte dadurch nach den außerhalb des Zentrums gelegenen Organen zurückgerufen und so „die gestörte Gleichförmigkeit der ununterbrochenen Harmonie der organischen Tätigkeiten“ wiederhergestellt werden. Von den auf dieser Grundlage erwachsenen Behandlungsverfahren erklärte allerdings Jacobi, daß sie die Sterblichkeit erhöhten, daß aber die Genesenen die Schrecklichkeit des Seelenzustandes, in den sie dadurch versetzt würden, nicht schauderhaft genug schildern könnten. —

Als Ursachen des Irreseins pflegte man vor 100 Jahren ein buntes Gemisch von krankmachenden Schädigungen aufzuzählen. Dabei tritt uns sehr auffallend die naive Selbstverständlichkeit entgegen, mit der irgendein besonderer Umstand im Leben der Kranken ohne weiteres für den Ausbruch des Leidens verantwortlich gemacht wird. Einen breiten Raum nehmen die seelischen Krankheitsursachen ein, auch wenn wir von der Heinrothschen Anschauung absehen, daß der letzte Grund aller geistigen Erkrankungen in der persönlichen sittlichen Verschuldung liege. Neben Ausschweifungen und Liederlichkeit werden häuslicher Kummer, Armut, Verlust des Vermögens, vernachlässigte Erziehung, unglückliche Liebe, Eifersucht, Schreck, verletzte Eigenliebe, Heimweh, besonders bei Schweizern, fehlgeschlagene Hoffnungen, Todesfälle, politische Ereignisse, übermäßiges Studieren, leidenschaftliches Spielen, übertriebene Frömmigkeit, Gewissensskrupel, Rechthaberei, Untätigkeit und Sorgenlosigkeit nach einem sehr arbeitsamen Leben, Phantasieschwelgerei, Ehrgeiz, Hochmut, Zorn, verkehrte Religionsbegriffe, Aberglauben, unterdrückte Leidenschaften aufgeführt. Von der unglücklichen Liebe sagt Ideler in arger Übertreibung: „Wer nicht im weiblichen Herzen lesen gelernt hat, um die furchtbare Rolle zu erkennen, welche in ihm die unglückliche Liebe, Eifersucht, Eitelkeit spielen, und wie hieraus die Störung der Menstruation, das Heer der Nervenkrankheiten und zuletzt unvermeidlich tödliche Krankheiten unter allen Formen der Tuberkulose und Hektik in notwendiger Folge entspringen, dem werden alle jene hartnäckigen, oft verderblichen Krankheiten ein unverstandenes Rätsel bleiben.“ Auch das Heimweh soll, wie Neumann ausführt, derartige Folgen haben. „Es tötet, wenn es nicht gehoben wird noch zum Selbstmorde führt, durch hektisches Fieber: ist dies einmal eingetreten, so kann man mit Gewißheit auf den Tod des Heimwehkranken rechnen, der auf der Stelle geneset, wenn er, auch jetzt noch, nach Hause kehrt.“ Guislain bezeichnet Darmentzündungen als den schwermütigen Selbstmördern und den Heimwehkranken eigentümlich, ja er führt die Häufigkeit der Darmstörungen bei Irren auf das Heimweh zurück, das aus der Festhaltung der Kranken in der Anstalt entspringe. Er war, den Anschauungen seiner Zeit folgend, überhaupt geneigt, sympathische Leiden der Atmungs- und Verdauungswerkzeuge als Folgen des Irreseins anzusehen. Blumröder spricht ebenfalls von einem „Wechselverkehr von Wirkung und Ursache. Einseitige Denkrichtung erzeugt Aftergebilde im Hirn, und Aftergebilde im Hirn erzeugen einseitig wahnsinnige Denkrichtungen. Anhaltende Furcht setzt Hirnerweichung, und durch Hirnerweichung werden die Kranken niedergeschlagen und furchtsam. Heftiger Zorn erregt Überfüllung des Kopfes mit Blut und Leberreizung, und umgekehrt Kopfkongestion und Leberreizung machen zornmütig".

Eigentümlich berührt es uns, daß übermäßige Freude als Ursache des Irreseins bezeichnet wird. So erzählt Rush Fälle, in denen hohe Lotteriegewinne, eine ungewöhnlich erfolgreiche Laufbahn, eine glückliche Verheiratung Irresein herbeigeführt hätten, und Arnold berichtet nach den Äußerungen des Arztes Hale am Bedlamhospital, daß sich unter den vielen Menschen, die 1720 nach ihrer Verbindung mit der Südseegesellschaft wahnsinnig wurden, weit mehr solche befanden, die dabei unermeßlich reich geworden, als solche, die verarmt waren. Hoffbauer findet das „so natürlich, als merkwürdig". „Der Mensch, der sich mit einem Male am Ziele seiner Wünsche sieht, glaubt, jetzt nicht mehr sinnen und mit der bedachtsamen Überlegung handeln zu müssen, welche bis dahin seine Schritte leitete, und sich dem Genuß seiner Einbildungskraft überlassen zu können. Diese wirft jetzt leicht die Zügel der Vernunft ab, und mehr bedarf es zum Wahnsinne nicht." Dagegen werde derjenige, der mit einem Male sein Glück vernichtet sehe, dadurch entweder zu „kalter, ruhiger Überlegtheit" genötigt oder gänzlich der Fassung beraubt und damit der Niedergeschlagenheit und dem Mißmut, zuletzt dem Blödsinn oder der wahnsinnigen Narrheit zugeführt. Eine andere Art der Gefährdung durch günstige Lebensumstände fürchtet Horn: „Viele verlieren ihren Verstand, weil es ihnen früher zu glücklich ging, und weil sie zu sehr verwöhnt wurden, um geringe Leiden, von denen menschliche Verhältnisse nicht getrennt sein können, männlich zu tragen und sich über sie zu erheben." Andere erkranken nach seiner Meinung, „weil sie im Müßiggange und in Geschäftslosigkeit lebten", oder, „weil ihre Beschäftigung nur einseitig war, sie nicht genug in Anspruch nahm oder einer krankhaft tätigen Einbildungskraft zu große Nahrung gab".

Der noch heute verbreiteten Furcht vor geistiger Überanstrengung begegnen wir in der Behauptung von Cox, daß „anhaltendes und starkes Denken" eine direkte Tendenz habe, den Verstand zu schwächen, zu verwirren und ihn zu zerstören. „Wird dieses anhaltende und scharfe Denken oft wiederholt," schreibt Willis, „das Organ hierdurch überreizt, gemißbraucht, so muß am Ende der krankhafte Zustand gesteigert und bleibend werden; es entstehen materielle Veränderungen im Gehirn; der Verstand ist zerrüttet." Auch Hoffbauer ist der Ansicht, daß „ebenso wie eine einzelne Anstrengung der Einbildungskraft einen Wahnsinn verursachen" könne, „eine öftere Anstrengung derselben die Anlage zum Wahnsinn zu vermehren" imstande sei. Darum seien die Musiker, Maler und Dichter vor anderen der Gefahr ausgesetzt, in Wahnsinn zu verfallen. Er führt weiterhin Pinels Bemerkung an, daß man in den Listen des Bicêtre keine von den Menschen antreffe, „welche beständig ihren Verstand üben", folglich keine Naturkundigen, keine geschickten Physiker, keine Chemisten und um so weniger Meßkünstler. Vering betrachtet das Studium abstrakter Wissenschaften als gefährlich. Rush weist darauf hin, daß Menschen, die sich bemühen, das Perpetuum mobile, den Stein der Weisen zu finden, oder sich viel mit den Prophezeiungen der Bibel beschäftigen, leicht geisteskrank werden. Er meint ferner, daß Überanstrengung des Gedächtnisses, häufiges und schnelles Abspringen von einem Gegenstande zum andern, wie es die Buchhändler tun müssen, endlich die ausgedehnten und beständigen Anstrengungen der Einbildungskraft bei den Dichtern leicht zum Irresein führen.

Verwandt ist die von Müller und Vering vertretene Ansicht, daß namentlich Frauenzimmer vielfach durch zu eifriges Romanelesen geisteskrank würden. „Wie mancher Unglücklichen verschroben schlechte Romane ihr Hirn", meint letzterer; „sie verdarben ihr unersetzlich den Genuß und Gebrauch ihres Lebens." Blumröder glaubt, daß viele durch Träume wahnsinnig werden, vorzüglich, wenn diese sich wiederholen.

Offenbar werden hier vielfach die Erscheinungen der Krankheit als deren Ursache aufgefaßt. Besonders deutlich wird das, wenn Heinroth in den Größenideen den Hochmut aus gesunden Tagen wiederfindet und aus der späten Reue über frühere Verfehlungen nicht selten Melancholie entstehen sieht. „Wenn die besten Jahre des Lebens vorüber sind," meint er, „wenn die Kraft des Lebens erschöpft ist, wie mag sich da das Leben neu gestalten? Wie es doch nötig wäre, wenn der Mensch dem Leben von neuem Geschmack abgewinnen sollte. Er gibt sich also auf; und dies ist der erste Schritt zur Melancholie, dieser Hölle, aus welcher eben darum so häufig keine Erlösung ist."

Über das Verhältnis der seelischen zu den körperlichen Ursachen des Irreseins gehen die Meinungen je nach der Stellungnahme des Einzelnen in dem grundlegenden Streite der Psychiker und Somatiker weit auseinander. Guislain schreibt den seelischen Ursachen, denjenigen, „die unsere dringendsten Bedürfnisse, unsere zartesten Gefühle beeinträchtigen", den bei weitem stärksten krankmachenden Einfluß zu; 5 unter 6 Irren sollen durch sie erkranken. Er betrachtet demgemäß auch den Seelenschmerz als den gemeinsamen Ausgangspunkt der Geistesstörungen, indem er sich auf die Beobachtung stützt, daß deren Beginn überaus häufig traurige Verstimmungen bilden. In einer von Esquirol rein nach seinen Beobachtungen aufgestellten Übersicht finden sich 681 mal seelische Einflüsse, 367 mal körperliche Schädigungen als Ursache der geistigen Erkrankung bezeichnet; dazu kommt noch in 337 Fällen die Erblichkeit. Besonders genannt werden unter den körperlichen Einwirkungen Onanie, übermäßige Anwendung des Quecksilbers, Mißbrauch geistiger Getränke, der aber lange nicht die Rolle gespielt zu haben scheint wie heute, ferner Sonnenstich, Schläge auf den Kopf, Gehirnleiden, Cholera, Wochenbett und Unterdrückung einer gewohnten Ausleerung oder Eiterung.

Sehr verbreitet war die auch heute noch in gewissen Schriften fortspukende Überzeugung von der verderblichen Wirkung der Onanie, deren schreckliche Folgen Tissot, Chiarugi, Oegg, Zeller, Haindorf und andere in den schwärzesten Farben malen; man glaubte, daß sie Siechtum, Blödsinn, Rückenmarksdarre, Lähmung und elenden Tod nach sich ziehen könne, während wir heute wissen, daß sie wesentlich nur als Folge, nicht aber als Ursache geistiger Störungen in Betracht kommt. Auch die Unterdrückung und die unordentliche Befriedigung der Geschlechtslust wurde als nicht seltene Ursache des Irreseins betrachtet.

Mit der damals in der Medizin herrschenden Krisenlehre hängt die von den älteren Irrenärzten allgemein geteilte Ansicht zusammen, daß Speichelfluß, Tränenabsonderung, Hautausschläge, Schweiße, Erbrechen, Darmentleerungen gewissermaßen durch Fortschaffen der schädlichen Stoffe aus dem Körper häufig die „kritische“ Heilung des Irreseins bewirken, und daß somit das Ausbleiben solcher Vorgänge krankmachend wirken könne. Auch Blutungen aus Nase und After und häufiger Urin mit Bodensatz wurden, wie Vering ausführt, als günstige Zeichen im Krankheitsverlaufe angesehen. Beseitigung von Schweißen, Unterdrückung der Milchabsonderung, Ausbleiben des Wochenflusses, der Menstruation, der Hämorrhoidal- und Nasenblutungen, Verschwinden von Hautausschlägen, Eintrocknen von Geschwüren, Zurücktreten des Rheumatismus, der Gicht von den äußeren Teilen auf edle innere Organe, unvorsichtige Heilung der Krätze galten daher als sehr bedenkliche Vorgänge, denen man eine erhebliche ursächliche Bedeutung für die Entstehung von Geisteskrankheiten zuschrieb. Guislain beschreibt einen Fall, in dem angeblich durch das Vertreiben von Läusen eine Hirnhautentzündung hervorgerufen wurde. Häufig werden Fälle angeführt, in denen ein körperliches Leiden mit seelischer Störung abwechselt.

Ein weiteres, ebenso großes wie unbestimmtes Gebiet von Krankheitsursachen bilden die Zustände der Unterleibsorgane, Entzündungen, Verlagerungen der Eingeweide, namentlich des Dickdarms, Stockungen im Pfortadersystem, Anhäufung von Würmern im Darm, Verstimmungen im Sonnengeflechte, Atonie der Leber, übermäßige Gallenabsonderung, Plethora der Milz, Erkrankungen der Nieren, der Bauchspeicheldrüse, der Geschlechtsorgane. Rush erwähnt Geistesstörungen durch den Geruch von Blei und anderen Mineralien. Endlich war man auch geneigt, den Veränderungen des Luftdrucks, den Jahreszeiten, den Mondphasen einen Einfluß auf die Entstehung des Irreseins einzuräumen.

Wie verworren sich unter diesen Umständen die Anschauungen über ursächliche Beziehungen gestalteten, lehrt die Angabe von Esquirol, er habe gesehen, daß „der Blödsinn durch das Wohnen in einem neuerbauten Hause, durch kaltes Kopfwaschen, durch die Unterdrückung eines Abscesses nach den Kinderblattern, durch die Unterdrückung eines Schnupfens, durch das Zurücktreiben der Gicht und des Rheumatismus, durch das Vertreiben eines Flechtenausschlages" verursacht worden sei. Dazu kommen aber ferner noch Unordnungen in der monatlichen Periode, kritisches Alter, Wochenbett, Sturz auf den Kopf, Senilität, unregelmäßiges Fieber, Unterdrückung der Hämorrhoiden oder Ausleerungen, Syphilis, Mißbrauch des Merkurs, Unregelmäßigkeiten der Lebensführung, Mißbrauch des Weins, Onanie, Widerwärtigkeiten in der Liebe, Schrecken, politische Erschütterungen, getäuschter Ehrgeiz, Übermaß im Studieren und in sinnlichen Genüssen, Not, häuslicher Kummer, ja Tobsucht, Melancholie, Epilepsie, Lähmung und Schlagfluß, ferner zu tätige, schwächende Behandlung, zu reichliche Aderlässe.

Engere Beziehungen der angeführten und so mancher weiterer Krankheitsursachen zu bestimmten Formen von Geistesstörungen wurden im allgemeinen nicht festgestellt, wenn auch Bergmann von einer Mania und Melancholia mesenterica spricht, die von Erkrankungen der Darmnerven ausgeht, und Autenrieth eine eigene Art der Epilepsie abgrenzte, die vom Nabel herrühren sollte. Sauvage bezeichnete als „Daemonomania polonica" das Irresein, das nach seiner Meinung auf das Abschneiden eines Weichselzopfes oder die Unmöglichkeit, ihn zu lösen, folgt.

Nur kurz erwähnt werden soll die Tatsache, daß auch der Besessenheitsglaube, der in den Hexenprozessen eine so große Rolle gespielt hatte, noch nicht ganz überwunden war. Wenn auch Heinroths Äußerungen, daß die Seele des Irren sich mit dem Bösen begatte, bildlich zu verstehen sind, so glaubten doch noch Kerner und Eschenmayer, getäuscht durch die Krankheitsäußerungen hysterischer Frauenzimmer, Störungen durch körperliche Leiden und solche durch Besessensein auseinanderhalten zu müssen. Ersterer gibt die besonderen Kennzeichen des Besessenseins gegenüber dem Irresein genau an und empfiehlt als einziges Heilmittel für jenes erstere das geistige Wort und den Namen Jesu. „Es erscheint mir nicht undenkbar," erklärt er 1835, „daß, wenn ein gottgesandter Prophet und Wundertäter oder ein rechter Magus in eins von unsern Irrenhäusern träte, er unter einer Anzahl unheilbarer Verrückter auch einzelne wirkliche Besessene entdecken und heilen könnte, sei es mit bloßer Beschwörung im Namen

Jesu oder mit Beihilfe physischer Mittel. (Das gleiche ist auch auf Epileptische anzuwenden)." In manchen theologischen Schriften ist diese Anschauung bis über die Mitte des Jahrhunderts hinaus verfochten worden, und ich selbst habe bis in die letzten Jahre immer wieder gelegentlich Fälle erlebt, in denen Geisteskranke zunächst mit Weihwasser und Teufelsbeschwörungen behandelt worden waren, bevor sie der Anstalt zugeführt wurden. —

Bei der Aufstellung von Krankheitsformen pflegte man vor allem das äußere Verhalten der Kranken zu berücksichtigen. Schon der große Systematiker Linné hatte die Geisteskrankheiten nach derartigen Gesichtspunkten, ähnlich wie Tiere und Pflanzen, in eine Reihe von Gattungen, Arten und Unterarten geteilt. Auch Chiarugi versuchte eine ähnliche Gruppierung. Er unterschied drei Gattungen, die Melancholie, die Manie und den Blödsinn, die je wieder in eine Reihe von Arten und zahllose Unterarten zerfielen, zum Teil nach dem Grade der Störung, zum Teil nach der Art der Krankheitserscheinungen, dem Inhalte der Vorstellungen, der Stimmung, dem Benehmen der Kranken, zum Teil aber auch nach den vermuteten Ursachen, die in buntester Reihe bei der Schöpfung neuer Krankheitsformen herangezogen werden. Nach diesen Vorbildern hat dann viel später Flemming die „Familie der Seelenstörungen (Amentiae)" in zwei Hauptgruppen, Infirmitas und Vesania, weiter aber in eine große Zahl von Ordnungen und Arten geteilt, wobei ihm ebenfalls bald der Umfang, bald die Art oder die Verlaufsform der Störung, gelegentlich auch ihre Ursache als Richtschnur diente.

Die meisten Forscher begnügten sich jedoch mit sehr viel einfacheren Gruppierungen, bei denen lediglich die augenfälligsten Unterschiede in den Krankheitsbildern Berücksichtigung fanden. So unterschied Esquirol die Melancholie und die Monomanie mit umgrenzten Wahnbildungen, erstere von trauriger, letztere von heiterer Stimmung begleitet, sodann die Manie mit allgemeinem Delirium und Aufregung, die Verwirrtheit mit Unklarheit und Unfähigkeit, zu denken, und den Blödsinn oder Kretinismus. Kant hält die Unsinnigkeit (amentia), den Wahnsinn (dementia) den Wahnwitz (insania) und den Aberwitz (vesania) auseinander, Oegg die Manie oder Tobsucht, den Blödsinn und die Verrücktheit oder den Wahnsinn, zu dem auch der Trübsinn gehört. Gewöhnlich bildet den Einteilungsgrund die Gruppierung der einzelnen Seelenvermögen, daneben der Gesichtspunkt der Exaltation und der Depression. So bezeichnet Heinroth als Exaltation des Gemüts den Wahnsinn, der Vorstellungskraft die Verrücktheit, der Willenskraft die Tollheit, als Depression auf diesen drei Gebieten die Melancholie, den Blödsinn und die Willenlosigkeit. Groos geht von einer ähnlichen Dreiteilung aus, die er mit der platonischen Idee von der unmittelbaren Beziehung des

Gehirns zum Vorstellungsvermögen, der Brust zum Gemüte und des Unterleibes zum Begehrungsvermögen in Verbindung bringt; er fügt aber dann noch eine vierte Gruppe mit Exaltation beziehungsweise Depression auf allen drei Seelengebieten hinzu, die er als Manie einerseits, als angeborenen Blödsinn andererseits auseinanderhält. Buzorini bezeichnet demgemäß die Störungen des Vorstellungsvermögens als Vesaniae encephalopathicae, diejenigen des Gefühlsvermögens als Vesaniae ganglio-thoracicae und jene des Begehrungsvermögens als Vesaniae ganglio-abdominales, während die letzte, gemischte Gruppe die Vesaniae encephalo-gangliopathicae darstellte.

In ähnlichen Bahnen bewegte sich noch 1844 Jacobi, indem er als Hauptgruppen die Störungen des Begehrungsvermögens und des intellektuellen Vermögens einander gegenüberstellte, beide in der Form der Exaltation und der Depression. So entsteht dort die Tobsucht und die Schwermut, hier der Wahnsinn und der Blödsinn. Dazu kommen dann aber noch gemischte Formen, das Delirium und die Narrheit. Im einzelnen wurden dann je nach den hervorstechenden Krankheitszügen noch allerlei Spielarten unterschieden. Man sprach von einer Melancholia errabunda, misanthropica, silvestris, anglica, hypochondrica, religiosa, catholica, von Erotomania, Daemonomania, Metromania, von Mania ekstatica, Moria maniaca usf. Heinroth führt als Unterarten seiner Verrücktheit die Verworrenheit, den Wahnwitz, den Aberwitz und die Narrheit auf, je nachdem sich die Störung der Vorstellungen auf alle Gebiete, auf Gegenstände oder Verhältnisse der Sinnenwelt, auf das Übersinnliche oder auf die eigene Person erstreckt. —

Je unklarer das Wesen einer Krankheit, desto größer pflegt die Zahl der gegen sie in Anwendung gezogenen ärztlichen Mittel zu sein. „Der Reichtum der Mittel gegen bestimmte Krankheiten“, sagt Damerow, „deutet auf die Armut und Not der Kunst.“ Das trifft auch für die Behandlung der Geistesstörungen vor 100 Jahren zu. Es ist erstaunlich, daß Schneider 1824 ein Werk von etwa 600 Seiten lediglich über die Heilmittel gegen psychische Krankheiten verfassen konnte, und daß Reil 1803 mehr als 500 Seiten über die Anwendung der psychischen Kurmethode auf Geisteszerrüttungen schrieb. Auch in den damaligen Krankengeschichten begegnen wir einer merkwürdigen ärztlichen Vielgeschäftigkeit, die sich namentlich in immer wechselnden, verwickelten Arzneiverordnungen gar nicht genug tun konnte. Sie hängt innig zusammen mit der allgemeinen Neigung, ursächliche Beziehungen zwischen beliebigen Einflüssen und den ihnen folgenden Krankheitserscheinungen anzunehmen. Wenn das Irresein nach der Meinung der damaligen Ärzte durch alle möglichen unglücklichen Zufälle entstehen konnte, so konnte es auch wohl durch geschickte ärztliche Einwirkungen wieder beseitigt werden, sei es durch ein passend gewähltes Arzneimittel, sei es durch eine schlagfertige Darlegung oder irgendeine der Maßnahmen, die man unter der Bezeichnung des direkten oder indirekten psychischen Heilverfahrens zusammenfaßte.

Man war sich durchaus nicht darüber klar, daß der Verlauf des Irreseins im wesentlichen durch die Art des zugrunde liegenden Krankheitsvorganges und nicht durch äußere Ereignisse bestimmt wird. So berichtet Mahir, daß Riedl den Tobsüchtigen die größte Berücksichtigung und Aufmerksamkeit zuteil werden lasse, „da selbst schon geringe Mißgriffe in der Behandlung derselben Unheilbarkeit zur Folge haben". Guislain und sein Übersetzer Zeller erklären, daß ein unzeitiger Aderlaß bei Schwermut den Verfall in Tollheit und Blödsinn bewirken könne. „Ein einziger falsch behandelter Paroxysmus", sagt Oegg, und Blumröder pflichtet ihm bei, „kann über Heil- oder Unheilbarkeit entscheiden." Ähnlich meint Neumann, daß kalte Übergießungen den Übergang der Manie in Blödsinn befördern, und daß die später zu erwähnende, „sonst ziemlich unbrauchbare" Coxsche Schaukel diese Gefahr abwenden könne. „Wenn die Heilung der Irren überhaupt selten gelingt," erklärt er zuversichtlich, „so liegt die Schuld an der Kunst oder an dem Künstler wenigstens ebenso oft, als an der Krankheit", eine Anschauung, der wir heute bei den Angehörigen unserer Kranken so häufig begegnen, wenn sie den unglücklichen Ausgang des Leidens allerlei widrigen Zufällen oder verkehrten Maßnahmen, vor allem aber den vermeintlichen Mißgriffen des Arztes zuschreiben. Man betrachtete daher vielfach das Verhältnis der von einem Arzte oder in einer Anstalt erzielten Heilungen als Maßstab für die Güte der Behandlung, während es doch in erster Linie von der Mischung der zuströmenden Kranken abhängt. So wird auch der verbreitete Glaube an die Heilwirkung der „Krisen" begreiflich, durch deren künstliche Herbeiführung man den Gang der Dinge entscheidend beeinflussen zu können hoffte. Guislain hielt selbst den Druckbrand für ein Zeichen der Ansammlung von Serum in der Schädelhöhle und sah nach reichlicher Entleerung von Eiter aus den entstandenen Wundhöhlen rasche Besserung der Hirnerscheinungen.

Beherrscht wurde die körperliche Behandlung des Irreseins durch die Anwendung von Brech- und Abführmitteln; Schneider führt von ersteren nicht weniger als 34, von letzteren, außer den Mineralwässern, sogar 50 verschiedene auf, die in den mannigfachsten Zusammensetzungen zur Anwendung kamen. Die Brechmittel sollten einmal durch die Erschütterung zur Erregung der Unterleibsnerven und zur Anspornung der Tätigkeit verschiedener Organe führen, sodann die Befreiung des Magens und der oberen Darmteile von Schleim, Galle, unverdauten Nahrungsstoffen, Giften, Säuren und anderen Schädlichkeiten bewirken, endlich durch den Ekel gewisse Nervengebiete „antagonistisch" beruhigen oder anregen; sie ziehen, wie Vering meint, vermöge des sehr nahen Konnexes, der zwischen Magen und Gehirn besteht, auch dieses in Mitleidenschaft. Noch wichtiger konnte die viel geübte „Ekelkur" nach der Meinung der damaligen Ärzte dadurch werden, daß sie den Kranken von den tumultuarischen Äußerungen einer ungezähmten Selbstheit, wie sie dem Irresein zugrunde liegt, wieder auf sein Inneres zurückführte. „Ihre erschütternden Wirkungen werden selbst dem stumpfsten Blödsinnigen fühlbar", erklärt Vering. Sie paßt nach Neumanns Ansicht am meisten, „wo die Vorstellungen des Kranken wild und aufgeregt sind; da zähmt ihn der Ekel". „Bei einer jeden psychischen Übelseinsform," erklärt Schneider, „sie mag Manie, Melancholie oder Moria sein, kann man figürlich annehmen, daß die subjektive Persönlichkeit gleichsam vernichtet und die Psyche, völlig ihrer körperlichen Hülle entrückt und in höheren Regionen schwebend, ihre eigene Persönlichkeit nicht mehr erkennt. Auf die eingeleitete Ekelkur aber sowie auf die wiederholten Brech- und Purgiermittel wird in dem materiellen Organismus gleichsam eine neue Krankheit gesetzt, die vermittels des unmittelbaren Affekts des großen Magennervengeflechtes sowie des gesamten Ganglienнervensystems im Unterleibe dem allgemeinen Sensorium kundgemacht wird. Da indes die Psyche doch noch immer durch gewisse Fäden mit ihrem materiellen Substrat in Verbindung steht, so wird sie dadurch gleichsam gezwungen, nach und nach aus ihren übersinnlichen Regionen herab und wieder in ihre Hülle zu steigen, um die Veränderungen zu überschauen, die gleichsam in ihrer Abwesenheit darin vorgegangen sind. Dieses ist der Akt der Reflexion und die Anchora sacra der wiederkehrenden deutlichen Persönlichkeit; je länger daher der Ekel anhält, desto stärker wird die Aufmerksamkeit der Psyche auf diesen neuen, vorher nicht vorhanden gewesenen Prozeß, desto mehr wird sie von ihrem transzendentalen Gebiete abgehalten, und desto klarer und deutlicher das Bewußtsein der wiederkehrenden Persönlichkeit; denn der anhaltende Ekel hindert den Irren durchaus, seiner Idee nachzuhängen."

Besonders rühmt dieser Arzt die Wirkung der Ipecacuanha; er berichtet, daß nach Darreichung einer oder einiger Tassen des Brechwurzeltees bei tobsüchtigen Kranken sogleich „wunderbare allgemeine Ruhe und Heiterkeit eintrat; ja es war, als wenn dadurch die Psyche, nachdem sich dieselbe ganz von ihrer Hülle losgewunden zu haben schien, mit einer unbegreiflichen Macht mit dem Körper zur harmonischen Einheit wieder vereinigt worden sei".

Die Anwendung der Abführmittel wurde hauptsächlich durch die nahen ursächlichen Beziehungen des Irreseins zu Erkrankungen des Unterleibes, namentlich der Leber, der Gedärme und des Sonnengeflechtes, begründet; es sollen die angehäuften „Infarkte und Kruditäten“ herausgeschafft, das Gefäß- und Nervensystem günstig beeinflußt, Kongestionen vom Kopfe abgeleitet werden. Auch hier wird damit gerechnet, daß die Leibschmerzen mit ihren Begleiterscheinungen die Aufmerksamkeit des Kranken von seinen Ideen auf die Zustände seines Körpers hinlenken. Der Tabak wurde in der Form der Tabakrauchklistiere mittels einer eigenen Maschine bei den höchsten Graden des Blödsinns und der Melancholia attonita angewandt, die man auf einen krankhaften oder torpiden oder durch hartnäckige Verstopfung des Unterleibes veranlaßten Zustand zurückführte. Die schon von den Alten als Heilmittel der Geistesstörung hoch gepriesene Nieswurz soll Abdominalplethora beseitigen, unterdrückte Blutflüsse wiederherstellen, „atrabilarische Unreinigkeiten“ entfernen und Stockungen in den Eingeweiden ausgleichen. Nahe verwandt ist die Erregung von Speichelfluß durch Quecksilber; sie kann nach Schneiders Ansicht wegen der Beziehungen zwischen Speicheldrüsen und Genitalsystem bei der durch unglückliche Liebe erzeugten Melancholie von Nutzen sein.

Verhältnismäßig wenig machte man von narkotischen Mitteln Gebrauch, unter denen nur das Bilsenkraut, der Kirschlorber, die Tollkirsche, der Eisenhut und namentlich der Mohnsaft heute noch verwendet werden, dessen günstige Wirkungen bei der Melancholie schon Chiarugi rühmt. Guislain fürchtete von diesen Arzneien nach Mahirs Mitteilung Lähmung und Unheilbarkeit. Über Schlafmittel im engeren Sinne verfügte man noch nicht, da sie sämtlich neuere Erzeugnisse der Chemie sind. Dagegen verwendete man viel die erregenden, belebenden Mittel, unter denen neben zahlreichen ätherischen Ölen, Tees und Gewürzen der Campher, der Baldrian, der Moschus, das Bibergeil, die spanischen Fliegen, der Phosphor, der Äther, der Weingeist, das Ammoniak empfohlen werden.

Einen breiten Raum nahmen in der Behandlung des Irreseins die ableitenden und hautreizenden Mittel ein, entsprechend den damaligen medizinischen Anschauungen. Dahin gehören die Senfteige und Blasenpflaster auf Kopf und Nacken, die bei zurücktretenden Hautausscheidungen, nach innen geschlagener Gicht, bei Milchversetzungen eine Art Umformung, „Metaschematismus“ der Krankheit bewirken sollten, ferner das Einreiben Pusteln erzeugender Salben in die Scheitelgegend. Durch letzteres, von manchen sehr gepriesenes, von anderen ebenso entschieden abgelehntes Verfahren wurde schwere Entzündung der Kopfhaut, Brandigwerden bis zur Ablösung „gleich einer Nachthaube“, ja Absterben der Schädelknochen und Zerstörung der Geschlechtsteile bewirkt, da die Kranken die entstehenden Wunden oft durch Reiben sehr verschlimmerten und die reizende Salbe auf andere Körpergegenden übertrugen. „Die Schmerzen, welche auf diese Pusteln folgen, sind oft nicht zu beschreiben“, meint Schneider. Gleichwohl erhofft er mit

Horn, daß die Unterhaltung einer schmerzhaften Empfindung nützlich sei, „das verlorene Bewußtsein der Persönlichkeit wieder zurückzuführen, sie aus ihrem übersinnlichen Schlummer zu wecken und wach zu erhalten". Ähnliche Wirkungen werden durch Ameisen und durch Einimpfung der Krätze erzielt, wodurch die Aufmerksamkeit von den Verirrungen der getäuschten Einbildungskraft abgezogen wird und neue Gedankenreihen erregt werden; auch das Peitschen mit Brennesseln gehört hierher, das bei trägen, listigen, boshaften, starrsinnigen, arbeitsscheuen und in sich tiefverschlossenen sowie bei zum Selbstmorde neigenden Irren „mit erfreulichem Erfolge" angewendet werden kann. Endlich sind noch die Haarseile, die nach Neumanns Ansicht den Kranken aus der Traumwelt in die wirkliche zurückführen sollten, die Fontanellen, die trockenen Schröpfköpfe, die Einschnitte in die Haut und das Glüheisen zu erwähnen, die zur Ablenkung vielfach in Anwendung gezogen wurden. Das Brennen wurde gleichzeitig auf dem Scheitel und an den Fußsohlen ausgeführt; „der dadurch erregte Schmerz übersteigt begreiflich jede Beschreibung", fügt auch hier wieder Schneider hinzu. Pienitz empfiehlt Hautreize namentlich in nicht mehr ganz frischen Fällen und bei Kranken mit fixem Wahne, wenn deren Verhalten „zu unbeugsam und anmaßend" wird.

Mit zu dem wichtigsten Rüstzeug der älteren Irrenärzte gehörten ferner die Blutentziehungen, durch die das überfüllte Hirn von Blut entlastet, aber auch die Beschaffenheit dieses letzteren selbst günstig beeinflußt werden sollte. Rush rühmt sie sehr und berichtet von einem Falle, dem er mit Erfolg in 11 Monaten 47 Aderlässe verordnet hatte. Man erkannte jedoch schon damals, daß bei vielen Geisteskranken eher ein Mangel, als eine Überfülle von Blut vorliege. Die unsinnige und maßlose Anwendung des Aderlasses wird daher von manchen Irrenärzten entschieden bekämpft. Esquirol erzählt mißbilligend von einem Kranken, dem in 48 Stunden 13 mal zur Ader gelassen worden war. Pinel meint, man sei oft im Zweifel, wer wahnsinniger sei, derjenige, der den Aderlaß anordne, oder jener, an dem er ausgeführt werde, und Guislain erklärt, ein einziger zur Unzeit angestellter oder zu reichlicher Aderlaß könne Anlaß zu unheilbarem Blödsinn werden. Um die Stockungen gewohnter Blutflüsse aus Nase, Goldadern und Genitalien zu beseitigen, griff man gern zu Blutegeln und blutigen Schröpfköpfen an Stirn, Nase, Nacken, After oder Unterleib. Parry suchte Tobsuchtsanfälle durch Zusammendrücken der Halsschlagader zu unterdrücken, und Bird schlug sogar deren Unterbindung vor. Auch die Transfusion von Tierblut wurde gelegentlich vorgenommen oder doch besprochen. Heinroth meint, daß in Fällen, in denen gleichsam alle Lebenskraft erstorben sei, neue Schwängerung des Gehirns und der Nerven mit dem frischen Prinzip des Lebens durch das neu einströmende Blut zu hoffen wäre, während Chiarugi empfiehlt, diese „widersinnige und gefährliche Erfindung“ ganz zu untersagen.

Ziemlich verbreitet war die Meinung, daß aufgeregte Kranke nicht zu kräftig genährt werden dürften. Wenn auch manche Ärzte richtig erkannten, daß die Erregung vielfach in körperlichen Schwächezuständen ihre Grundlage habe, verband man doch die Brech- und Abführmittel gern mit der Darreichung von reichlichen kühlenden Getränken oder Schleimsuppen unter Vermeidung gehaltvollerer Nahrung; auch wurde den Kranken wohl manche Mahlzeit wegen ihrer „Unarten“ vorenthalten. Vering meint, daß nach einer längere Zeit fortgesetzten Entziehung der nötigsten Nahrung und des Getränkes bei Irren sehr heilsame Wirkungen beobachtet würden. Heinroth empfiehlt zur Einwirkung auf das Gemeingefühl, entsprechend den Bändigungsmitteln, nicht nur Hunger und Durst, sondern auch Entziehung des Schlafes durch wiederholtes Aufwecken, doch scheint es nicht, daß dies von ihm selbst als grausam bezeichnete Mittel jemals in nennenswertem Umfange wirklich angewendet worden ist.

In sehr mannigfaltigen Formen waren Bäder im Gebrauch. Das plötzliche Eintauchen in kaltes Wasser, das „bain de suprise“, benutzte man, um eine heftige Erschütterung des gesamten Körpers mit nachfolgender Rückwirkung zu erzielen. Dadurch sollte „mit einem derben psychischen Schlag“ die Reihe der verkehrten Vorstellungen durchbrochen und neuen, vielleicht gesunden Gedankengängen Raum geschafft werden. Es scheint ferner hauptsächlich zur Erweckung von Furcht in solchen Fällen gedient zu haben, „wo sich der Kranke dem Gebrauche der Arzneien hartnäckig widersetzt, oder wo er sich nicht den für zweckmäßig gehaltenen Maßregeln unterwerfen will“. Im Anschlusse an einen Fall, der angeblich durch den Sprung in einen Brunnen genesen war, schlug man auch vor, die Kranken bis zur Erstickungsgefahr, „so lange, als die Hersagung des Psalms Miserere dauert“, unterzutauchen. Richard empfiehlt bei Tobsüchtigen kräftiges Bespritzen oder Begießen des Gesichts mit kaltem Wasser; dadurch glaubt er, ihnen „sowohl Achtung gegen die begießende Person als gegen das Wasser zu erzeugen, wodurch sie dann besonders beim Anblicke des Wassers nach den Regeln der Ideenassoziation an ihr ungebührliches Betragen und die demselben folgende Strafe, mithin auch an Ablegung ihres Fehlers zu denken gewöhnt würden“. Rush hält unter ähnlichen Gesichtspunkten Eingießen von kaltem Wasser in die Rockärmel für angebracht.

Ferner wandte man Duschen an, die im Juliusbospital aus mehr als 20 Fuß Höhe in einen trichterartigen Korb sich ergossen, der den Kopf des Kranken umschloß. Schneider hat eine Vorrichtung erdacht, mit deren Hilfe ein Kranker beliebig oft und lange von oben herab in einen großen Behälter mit kaltem Wasser hineingeschleudert werden konnte, und erwartet, „daß sie sich gegen das Irresein sehr hilfreich bewähren werde". Langermann bemängelt in einem Berichte vom Jahre 1804 das Fehlen eines Tauchbades in seiner Anstalt St. Georgen, weil durch die mit dem unvermuteten Hinabstürzen ins Wasser verbundene Alteration und die der Wiederholung dieses Schreckbades jedesmal voraufgehende Furcht manche sonst schwer oder gar nicht aus ihrem verrückten Ideengange zu bringende Kranke zu einer wohltätigen Anstrengung des Geistes und zur Selbsttätigkeit angetrieben würden. Eine Tauchvorrichtung zeigt Bild 10, eine Brücke mit einem einladenden Lusthäuschen, in dem der Kranke plötzlich versinkt, wenn er der Aufforderung gefolgt ist.

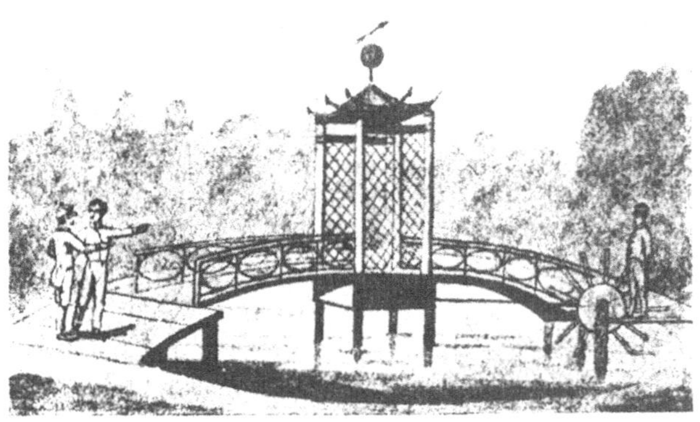

Bild 10. Brücke mit Tauchbad.

Weiterhin waren „Sturzbäder" im Gebrauche. Dem in einer Wanne befestigten Kranken wurden, wie auf der beigefügten Darstellung Horns (Bild 11) ersichtlich, aus bedeutender Höhe 10, ja 40—50 Eimer kalten Wassers „mit einiger Heftigkeit" über den Kopf gestürzt. Diese Maßregel soll gegen die stärksten Grade von Melancholie und Hypochondrie angewendet werden, namentlich bei Wallungen, Hitze, Leibesverstopfung, ferner, wenn die Kranken ein unordentliches Leben geführt haben, dem Trunke starker Weine ergeben waren und üppige Kost genossen haben. Horn rühmt dieses Verfahren außerordentlich und meint, daß dadurch eine Menge von Geisteskranken glücklich geheilt worden seien, deren Heilung ohne dieses Mittel wahrscheinlich nicht erfolgt sein würde. „Es beruhigt und besänftigt den Rasenden; es kühlt den von Blutkongestionen stets heißen Kopf des Kranken; es befördert die Haltung, Folgsamkeit und Ordnung des Wahnsinnigen; es gibt dem Stummen die Sprache wieder; es entfernt das Verlangen derer, die sich selbst entleiben wollen; es führt den stillen Schwermütigen, der nur für sein Grübeln zu leben scheint, zum Selbstbewußtsein zurück; es richtet den zum Blödsinn Geneigten kräftig auf und läßt sich in manchen Fällen als Schreck- und Strafmittel, zur Erhaltung der Ruhe und Ordnung, trefflich benutzen." Demgegenüber erklärt Amelung, daß er von den Sturzbädern keinen großen Nutzen, vielmehr häufig Verschlimmerung der Zufälle gesehen habe. „Die Kranken wurden meistens unruhiger, tobsüchtiger und verwirrter, wenngleich sie unmittelbar nach dem Gebrauche dieser Bäder ruhiger waren." Auch Pienitz wendet das Mittel selten an, dann aber „nie ohne eine gewisse

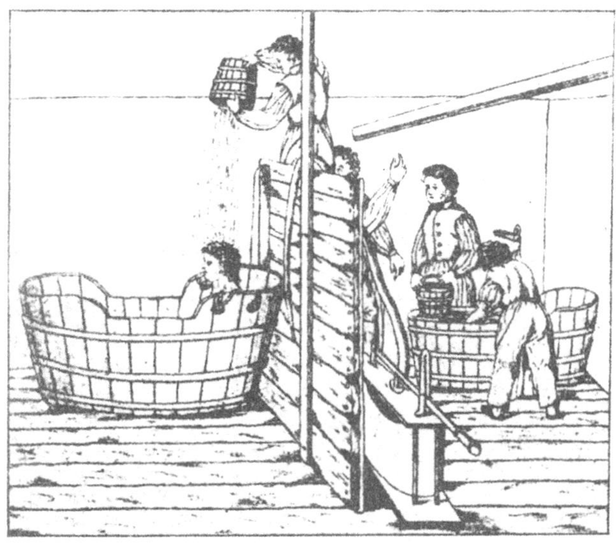

Bild 11. Sturzbad.

Feierlichkeit und Vermahnung zur Besserung". Jacobi erwähnt tadelnd, daß in einer Anstalt viele Wochen hintereinander täglich 200 bis 300 Eimer kalten Wassers gewaltsam auf den Kopf eines Kranken herabgestürzt wurden.

Bei den Spritzbädern (Bild 12) wurde dem gut befestigten Kranken mit einer Handfeuerspritze aus der Entfernung ein kräftiger Strahl eiskalten Wassers auf den Hinterkopf, den Nacken oder den Rücken geschleudert. Sie dienten außer bei entzündlichen Erkrankungen „als Korrektionsmittel bei störrischen, boshaften und unfolgsamen Irren, um sie dadurch zur Hausdisziplin zurückzuführen"; „sie fürchten diese Vorrichtung auf das äußerste, so zwar, daß oft die bloße Drohung des Gebrauchs derselben hinreicht, den beabsichtigten Zweck bei Irren zu erreichen". Man ließ auch wohl aus einer engen Röhre von großer Höhe einen dünnen Strahl kalten Wassers auf eine Stelle des Scheitels herabstürzen (Bild 13). „Die Empfindung, die dadurch nach und nach hervorgebracht wird," bemerkt Schneider, „ist oft für den Kranken unausstehlich, welches dadurch erhellt, daß die Kriminalrechtspflege dieses schmerzliche Mittel in früheren Zeiten als einen gelinden Grad der Tortur gebrauchte." „Daher", fügt er hinzu, „gebrauchen wir dieses Mittel bei anhaltendem, heftigem und nervösem Kopfweh der Irren sowie gegen Schlaflosigkeit derselben als Folge heftiger Kongestionen nach dem Kopfe." Jacobi sah, wie er berichtet, wie durch den Wasserstrahl die Oberhaut des Kopfes binnen wenigen Minuten zerrissen und blutig abgelöst wurde. Von milderer Wirkung waren die Regenbäder. Gelegentlich wurden auch heiße Begießungen

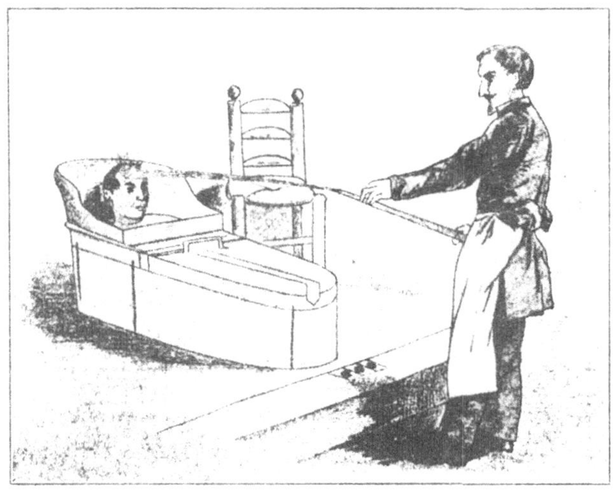

Bild 12. Spritzbad.

des Kopfes angewendet, die jedoch Verbrühungen des Gesichts und der Ohren mit sich bringen konnten.

Wenn wir dem Erfolge dieser, zum Teile geradezu grausamen Behandlungsmaßregeln heute mit gerechten Zweifeln gegenüberstehen, so können wir dem Lobe der warmen Bäder, dem wir bei den älteren Irrenärzten sehr häufig begegnen, nur zustimmen. Man erhoffte von ihnen zunächst eine günstige Wirkung auf die Folgen der Unreinlichkeit, sodann aber eine Vermehrung der Hautausdünstung, deren Herabsetzung man als eine Ursache der Melancholie betrachtete; auch die Wiederkehr unterdrückter Hautausschläge im warmen Bade sollte zur Genesung beitragen können. Betont wird ferner die schlafmachende Wirkung und die Beruhigung, die bei schwachen und heruntergekommenen Kranken erzielt zu werden pflegt. Tuke erklärt die warmen Bäder bei den meisten Fällen von Melancholie für wichtiger und wirksamer, als alle Arzneien. „Bei zarten weiblichen Kranken, deren Körper aus verschiedenen Ursachen sehr heruntergekommen ist," sagt Cox, „besitzt das warme Bad, wenn Heftigkeit der Symptome und Raserei dem Leben Gefahr drohen und innere Arzneien hartnäckig verweigert werden, eine bewundernswürdige Kraft, die stürmischen Bewegungen der Seele und des Körpers zu besänftigen." Mitivié dehnte die Dauer der Bäder, je nach dem Grade der Unruhe und Wildheit des Irren, bis zu 6 und 8 Stunden aus. Auch die gleichzeitige Kühlung des Kopfes wird schon vielfach empfohlen. Der Schwierigkeit, unruhige und widerstrebende Kranke im Bade zu erhalten, begegnete man durch die noch heute hier und da benutzten Deckelwannen, in denen die Kranken derart eingezwängt waren, daß nur der Kopf herausragte. Da auch

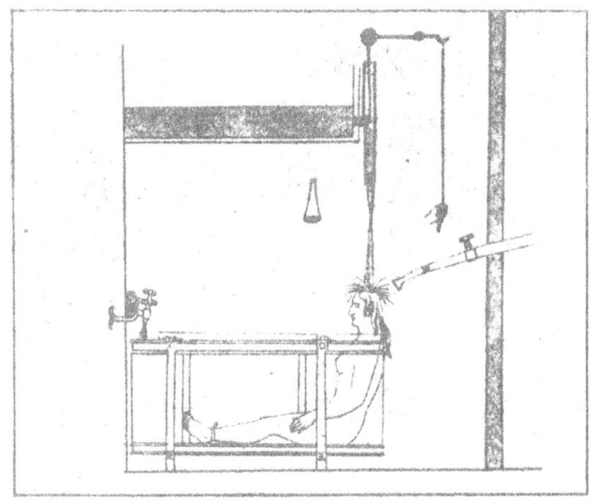

Bild 13. Strahldusche.

dann noch vielfach das Wasser herausspritzte, umgab Hayner den Kopf mit einer Art aufgesetzten Trichters.

Um stärkere Hautreizung zu bewirken, wurde dem Badewasser Kochsalz zugesetzt, und Schneider schlägt sogar allgemeine Senfbäder vor, von denen er sich besonders bei störrischen, verschmitzten, arbeitsscheuen, still vor sich hin brütenden und phlegmatischen Irren unendlich viel Gutes verspricht. Sonderbar mutet es uns an, wenn Cox zur Bekämpfung der Nahrungsverweigerung Bäder aus verdünntem Haferschleim oder aus Wasser und Milch, Schneider gar solche aus Fleischbrühe anrät. —

Es konnte nicht fehlen, daß auch die neu entdeckte Elektrizität und der Galvanismus bei Geisteskranken versucht wurden, zumal man daran dachte, daß bei manchen Nervenkrankheiten eine krankhafte Anhäufung des Nerven- oder elektrischen Fluidums im Gehirn stattfinde. Die verschiedensten Verfahren, der elektrische Wind, das Funkenziehen, das elektrische Luftbad, die elektrischen Schläge, die Galvanisation, wurden in Anwendung gezogen. Schneider denkt sogar daran, mittelst der polaren Behandlung die einzelnen Hirngebiete, die damals Gall als Sitz der verschiedenen Seelenleistungen abgegrenzt hatte, gesondert zu beeinflussen. Man glaubte ferner, aus der Verschlimmerung des Leidens durch die Behandlung mit einem Pol den Schluß ableiten zu dürfen, daß nun ein Wechsel der Pole günstig wirken werde.

Als eine Abart der elektrischen Erscheinungen betrachtete man auch den tierischen Magnetismus, der ebenfalls gelegentlich zur Behandlung der Irren herangezogen wurde. Sein begeisterter Lobredner ist Haindorf, der in seiner Wirkung „das höchste Heilmittel für das Menschengeschlecht" erblickt und durch ihn „Ahndungen und Vorhersagungen" für möglich hält. Heinroth, der ihn als „einen wilden Zweig des Glaubens" bezeichnet und richtig erkennt, daß der Wille des Magnetisierenden dabei eine wesentliche Rolle spiele, geht noch einen Schritt weiter und erörtert die Möglichkeit, rein durch den gläubigen Willen auf die Seelenstörungen einzuwirken. „Kann eine unreine Seele die reine verderben," meint er, „so muß auch eine gesunde, göttlich-gekräftigte Seele die kranke gesund machen können." Er denkt, daß eine geistige Berührung, eine direkt psychische Beeinflussung, wenn sie auch in unseren Tagen wegen der Gebundenheit unserer Willenskraft nicht stattfinde, doch vielleicht durch den höheren Glauben der reinen Seele möglich sei. Allerdings macht er sogleich die Einwendung, daß man dergleichen unverantwortlich und unvernünftig finden werde, fügt aber hinzu, daß über die Möglichkeit nur das freilich wegen der kaum erfüllbaren Vorbedingungen schwer durchführbare Experiment entscheiden könne. —

Die rein medizinische Behandlung der Geisteskranken konnte, wie schon die letzten Ausführungen zeigen, denkende Irrenärzte auf die Dauer nicht befriedigen. „Es ist ein empörendes Schauspiel," ruft der schwungvolle Reil aus, „wenn man sieht, wie übel der handfeste Empiriker mit seinen Geisteskranken umspringt. Gleich einem blinden Maulwurf wühlt er sich in ihre Eingeweide ein und sucht die Seele auf, wo die Natur die Werkstätte für die niedrigsten Operationen der Tierheit angelegt hat. Deklinationen des Denkvermögens will er durch Verdünnung eines atrabilarischen Blutes und durch Schmelzung stockender Säfte im Pfortadersystem berichtigen, Seelenschmerz mit Nieswurz und verkehrte Gedankenspiele mit Klistierspritzen bekämpfen. Wehe dem Ebenbilde Gottes, das unter einen solchen Hobel fällt!" Ähnlich äußert sich Neumann: „Es ist endlich einmal Zeit, daß man aufhöre, das Kräutlein oder das Salz oder das Metall zu suchen, das in homöopathischen oder allopathischen Dosen Manie, Blödsinn,

Wahnsinn, Wut oder Leidenschaft kuriert; es wird nicht eher gefunden werden, als wenn man Pillen erfindet, die aus einem unartigen ein wohlerzogenes Kind, aus einem unwissenden Menschen einen geschickten Künstler, aus einem rohen Gesellen einen feinen, artigen Kavalier vom besten Ton machen. Ob man den Kranken mit Martersalben die Haut abzieht, ob man die spanische Inquisition mit Erfindung von Martern überbietet — mit dem allen kommt man der Aufgabe, Irre zu heilen, nicht um einen Schritt näher. Gewöhnung, Übung, Anstrengung ändern des Menschen psychische Tätigkeiten, nicht Arzneien.“ Conolly aber bemerkt trocken: „Auch scheint es im allgemeinen, daß die Vorzüge einer langen Reihe auserlesener Pharmakopöeartikel mit dem größten Zutrauen nur von solchen wiederholt hervorgehoben werden, die am wenigsten Gelegenheit hatten, sie in großen Instituten zu erproben.“

Schon ein großer Teil der bisher angeführten, anscheinend ärztlichen Maßregeln wirkte offenbar wesentlich oder lediglich durch ihren Einfluß auf das Seelenleben, namentlich durch die Erzeugung von Furcht. Da sich die Ärzte, auch diejenigen, die den körperlichen Ursachen des Irreseins einen weiten Umfang einräumten, durchaus nicht von den Gesichtspunkten freimachen konnten, nach denen wir im gewöhnlichen Leben die Handlungen der Menschen beurteilen, so erschien ihnen das Verhalten vieler Kranken unverständig, albern, boshaft, tückisch, verstockt, unbotmäßig, anmaßend, und sie versuchten, ihnen mit denjenigen Mitteln entgegenzutreten, mit denen die Erziehung arbeitet. Neumann schließt seine oben angeführte Bemerkung mit dem Satze: „Der Vorstellungskranke muß behandelt werden wie ein unartiges, unmündiges Kind, das besser erzogen werden soll, und dieselben Mittel, die das Kind erziehen, bessern auch den Irren.“ Die gleiche Meinung vertritt Autenrieth: „Der Arzt kann sich und andern nicht genug einprägen, daß Verwirrte meistens eigensinnigen, übelgezogenen großen Kindern gleichen und wie diese zwar oft mit Strenge gebessert, aber nie grausam behandelt werden müssen.“ Auch Pinel meint, daß man die Kranken als Kinder ansehen müsse, die einen Überfluß an Kräften haben, und die davon einen gefährlichen Gebrauch machen könnten, und Willis erklärt, sie seien wie eigensinnige und ungezogene Kinder, welche beständig glauben, alles besser zu verstehen, als ihre Eltern und Wärterinnen, indem sie alles das nicht tun, was man von ihnen verlangt, und immer nach dem trachten, was ihnen verboten ist. Langermann fordert, daß man zur Heilung der Seelenkranken die Vorschriften, Mittel und Kunstgriffe studieren müsse, durch welche Erzieher Kinderseelen bilden, ihre Verstandeskräfte aufregen, üben, bilden, ihre Affekte beherrschen, ihre Unarten bessern. Hoffbauer betrachtet die Zähmung eines Rasenden, der zur Vernunft zurückgebracht werden könne, als eine zweite Erziehung desselben. „Ist nicht die Behandlung der psychisch Kranken häufig mit der Erziehung der Kinder verglichen worden?“ fragt Heinroth und fährt fort: „Jeder Sachkundige behauptet, daß dieser Vergleich treffend ist.“

„Achtung und Liebe gegen seine Eltern und Erzieher,“ führt Vering aus, „Furcht vor der Strafe wegen begangener Fehler sind die ersten und mächtigsten Triebfedern, welche das Kind zur Unterwerfung und zum Gehorsam antreiben. Die Erfahrungen aller Irrenärzte stimmen darin überein, daß die eben genannten Gemütsregungen auch für den Narren die stärksten Motive sind, wodurch er zum Gehorsam und zur Unterwerfung bewogen wird, daß aber auch nur durch eine wahrhaft väterliche Behandlung der Arzt diese Impulse zu wecken imstande ist. Vernunft und Erfahrung zeigen also sattsam, daß das Betragen des Arztes gegen Irre im allgemeinen jenem ähnlich sein müsse, welches ein weiser, liebevoller Vater bei der Erziehung seiner Kinder beobachtet.“ Die Grundzüge und Hauptmerkmale seines Betragens müßten demnach sein: männlicher Ernst und Würde, Herzensgüte und Wohlwollen, Sorgfalt und Teilnahme sowie Strenge mit Milde gepaart.

Auf der einen Seite suchte man die Kranken durch Vernunftgründe und Überredung zu beeinflussen. Der Arzt soll nach Reils Anweisung dabei alles üppige Wortgepränge vermeiden und seine Ideen und Gründe so deutlich und einleuchtend vortragen, daß der gemeinste Menschenverstand sie fassen kann. Er soll den Kranken, wo eine fixe Idee vorliegt, entweder von der Nichtigkeit seines Zwecks oder von der Unmöglichkeit überzeugen, daß er verwirklicht werden könne, und ihm dadurch oder durch Erregung anderer Ideen seinen Wahn aus den Augen rücken. Allerdings lehrte die alltägliche Erfahrung, daß man dabei meist tauben Ohren predigt. Darum wird geraten, dem Kranken zunächst zuzustimmen, um sein Vertrauen zu gewinnen, und dann erst auf das eigentliche Ziel loszugehen; man kann z. B., wie Chiarugi vorschlägt, sich stellen, als sei man von der Wahrheit seiner falschen Idee überzeugt, ihm dann aber ein Heilmittel dagegen empfehlen. List und Witz sollen hier helfen. Man meinte, wo die Tätigkeit des Verstandes sich in verkehrten Bahnen äußere, müsse dieser auch durch den Verstand geschlagen werden; eine schlagfertige, treffende Bemerkung könne den Kranken zur Besinnung bringen. Darum griff man zu allerlei Vorspiegelungen, um ihn von der Unrichtigkeit seiner Vorstellungen zu überzeugen. Dem Melancholischen mit Versündigungswahn wurde feierlich oder in einer nachgeahmten Gerichtssitzung, vielleicht unter Beihilfe einer künstlichen Engelserscheinung, die göttliche Freisprechung erteilt. Cox schlug auch vor, die Wahnideen durch aufleuchtende, mit Phosphor erzeugte, anscheinend übernatürliche Wandinschriften zu bekämpfen.

Hypochondrische Beschwerden wurden durch Scheineingriffe geheilt, als deren Ergebnis dann die von dem Kranken vermutete, angeblich aus dem Leibe herausbeförderte Ursache, etwa eine Schlange oder Eidechse, vorgezeigt wurde. Jacobi erzählt das Beispiel eines Kranken aus der Würzburger Anstalt, der an dem Wahne litt, daß eine in seinem Bauche befindliche Person mit ihm rede. „Man legte dem Kranken ein großes Vesicatorium auf den Bauch und ließ den Wundarzt, der, nachdem dies hinlänglich gewirkt hatte, die Blase aufschnitt, ein heimlich mitgebrachtes Phantom, dessen man sich zu Accouchierübungen bediente, hervorlangen, als ob er es eben aus dem Bauch des Irren gezogen hätte, dasselbe aber dann schnell wieder entfernen. Die Illusion gelang vollkommen. Die Freude des Kranken war über seine Befreiung im ersten Augenblicke grenzenlos.“ Schon nach wenigen Minuten aber stellte sich in Anknüpfung an die von ihm gesehene Nabelschnur die Idee ein, es müsse noch ein anderes ähnliches Wesen in seinem Bauche zurückgeblieben sein, die dann nicht wieder verschwand. Körperteile, die dem Kranken verändert oder verlorengegangen zu sein schienen, pflegte man ihm durch handgreifliche Einwirkungen wieder fühlbar zu machen. Eine Reihe derartiger Heilungen werden uns in Form hübsch aufgeputzter Geschichtchen berichtet. Es sind immer dieselben Fälle, denn es stellte sich, wie bemerkt wird, heraus, daß die Täuschung der Kranken sehr viel Gewandtheit erforderte, und daß sie den Arzt nicht selten durch ihren Scharfsinn entwaffneten. Man könne den Kranken allerdings überreden, daß er von dem Übel befreit sei, an dem er vorhin zu leiden glaubte, meint Hoffbauer zutreffend, nicht aber davon, daß er sich überhaupt bloß mit einer nichtigen Einbildung geplagt habe.

Weiterhin suchte man auf die Kranken durch Erzeugung von Gemütsbewegungen einzuwirken. Damerow führt aus, daß alle Mittel, die Irresein zu erzeugen, also das Seelenleben zu beeinflussen vermöchten, auch als Heilmittel in Betracht kämen. Er stellt daher die einzelnen Formen der Gemütsbewegungen den verschiedenen Klassen der Arzneien gegenüber, die Freude der Valeriana, in höheren Graden dem Opium und dem Weine, die Heiterkeit den stärkenden, die Furcht den kühlenden, salzigen, schwächenden Mitteln, den Zorn den ätherischen Ölen und dem Phosphor, der Ärger der Ipecacuanha, den Schreck den Narkoticis, der Nux vomica und der Belladonna. Man solle suchen, diese seelischen Gifte richtig anwenden und ihre Gaben abstufen zu lernen. Haindorf empfiehlt, die Melancholie dadurch zu heilen, daß man die sie verursachenden Leidenschaften durch andere, ihnen entgegengesetzte verdrängt.

Den weitesten Spielraum gewannen die Bestrebungen, den krankhaften Äußerungen der Irren mit Gewaltmaßregeln entgegenzutreten, sie zu erziehen und zu bändigen. „Die Auswüchse des Gemütes. die sich bei den brutalen, eingebildeten, ehrgeizigen, stolzen, herrschsüchtigen, hochmütigen, eitlen, rachgierigen und neidigen Kranken finden, können nicht anders als durch Demütigung, Beschämung und Verachtung bezähmt und ausgerottet werden“, wie Schneider meint. Solche Narren, die an der „Melancholia metamorphoseos“, mit Verwandlung ihres Ranges, Standes und ihrer Persönlichkeit leiden, müssen empfindlich gedemütigt werden, damit sie ihre Nichtigkeit und Abhängigkeit desto lebhafter empfinden. Hoffbauer, der sonst alle Roheit gegen die Kranken verwirft, hält es doch aus erzieherischen Gründen für richtig, wenn Willis seine Wärter ermächtigte, jeden Schlag eines Kranken auf der Stelle zu erwidern. Esquirol empfiehlt, um die Eitelkeit einiger Kranken zu unterdrücken, anderen eine Überlegenheit einzuräumen, damit sie über die Verlegenheit ihrer eigenen Lage einiges Mißvergnügen empfinden. Heinroth gab einer Kranken, die unaufhörlich andere und ihn selbst mit Schmähungen überhäufte, nach vorheriger Ankündigung einen derben Backenstreich, wodurch er sie völlig in die Grenzen des Anstandes zurückbrachte und von diesem Augenblicke an ein solches Übergewicht über sie erhielt, daß sie nachher fast blindlings sich seinen Anordnungen unterwarf. Haslam fordert, daß der Oberaufseher eines Irrenhauses in Ansehen bei den Kranken stehen, einen festen Charakter haben und bei Gelegenheit seine Autorität auf entscheidende Art geltend zu machen wissen müsse. „Er muß selten drohen, aber die Drohung vollziehen, und wenn man ihm den Gehorsam verweigert, so muß die Strafe, das ist eine enge Verwahrung, sogleich erfolgen. Wenn der Wahnsinnige stark und kraftvoll ist, so muß der Oberaufseher andere Menschen zu Hilfe nehmen, um ihm Furcht einzuflößen und sich ohne Mühe und Gefahr schnellen Gehorsam zu verschaffen.“ Autenrieth äußert sich dahin, daß zu jeder vollständigen Heilung ein „Brechen des Willens“, ein Eingehen in den Willen der vorgesetzten Personen gehöre.

Auch Pinel betrachtet als eines der wirksamsten Mittel für die Behandlung des Wahnsinns die Kunst, den Kranken „sozusagen zu unterjochen und zu bändigen, indem man ihn in eine strenge Abhängigkeit von einem Manne versetzt, der durch seine moralischen und physischen Eigenschaften dazu geeignet ist, eine unwiderstehbare Herrschaft über ihn auszuüben und seine irrigen Ideenverkettungen zu ändern“. Den Kranken müsse das Gefühl der Notwendigkeit eingeprägt werden. „Sie lernen bald einsehen, daß sie unausbleiblich dem, was man von ihnen verlangt, sich unterwerfen müssen, daß der Wille des Arztes für sie ein festes und unabänderliches Gesetz sei. Nachdem man ihnen durch verschiedene Mittel diese Idee tief und oft eingeprägt hat, so fällt es ihnen ebensowenig ein, sich diesem Willen zu widersetzen, als gegen die Gesetze der Natur zu kämpfen.“ Der Arzt müsse daher dem Kranken vor allem imponieren. Als leuchtendes Beispiel führt er den englischen Doktor Willis an, der übrigens ursprünglich Geistlicher war. „Seine Gesichtsbildung, welche gewöhnlich freundlich und leutselig ist, ändert ihren Charakter, wenn er einen von seinen Kranken das erstemal ansichtig wird. Sie gestaltet sich in einem Augenblicke um und gebietet den Wahnsinnigen Achtung und Ehrerbietung. Sein durchdringender Blick scheint in ihrem Herzen zu lesen und ihre Gedanken gleich bei ihrem Entstehen zu erraten. Er bereitet sich auf die Art eine Herrschaft über sie, die in der Folge eines seiner Heilmittel wird und welches den milderen Mitteln keineswegs entgegen ist.“ Das Hauptrequisit für die Heilung ist, wie Haindcrf sagt, daß der psychologische Arzt schon durch sein Äußeres imponiere und dem Kranken Gehorsam einflöße, ohne ihn in Furcht zu setzen. „Das Physiognomienspiel muß er ganz in seiner Gewalt haben, so daß er schon durch den Blick dem Kranken seine Gesinnung zu verstehen geben kann. Ernst mit Scherz, Wohlwollen mit Härte, Freundschaft und Liebe mit Verachtung und gänzlicher Wegwerfung müssen in seinem Gesichte nach den Umständen wechseln, und der Ausdruck seines Willens muß sich auf seiner Gesichtsfläche klar spiegeln“. Rush erklärt, die erste Aufgabe des Arztes, wenn er die Zelle des Kranken betrete, sei, daß er „sein Auge ergreift (‚to catch the eye‘) und ihn durch seinen Blick außer Fassung bringt“. Das gleiche Verfahren übte Pargeter, und auch Heinroth und Roller empfehlen eine Mischung von Strenge und Milde. Der psychische Arzt erscheine als Helfer und Retter, sagt Heinroth, als Vater und Wohltäter, als teilnehmender Freund, als freundlicher Erzieher, aber auch als prüfender, richtender, strafender Gerechtigkeitspfleger und gleichsam als sichtbarer Gott der Kranken; er wirke einem Monarchen vergleichbar. „Das Gesetz, die Hausordnung,“ erklärt Roller, „erscheint als das unerbittliche Fatum der Alten, dem selbst der Deus omnipotens sich fügen mußte; von ihr rührt die Strenge her, von dem Arzt die Milde. Mit jener trifft der Widerstrebende zusammen; dem Willigen kommt dieser entgegen. Jene diktiert die Strafe, der Arzt die Belohnung. Jene wird Furcht und Gehorsam, dieser Liebe und Vertrauen im Gemüte des Irren erwecken.“ „Der Befehl des Arztes“, setzt Vering auseinander, „muß mit Ernst, Kraft und Würde, in einem gebietenden Tone, mit einer gebietenden Miene ausgesprochen werden, so daß auch das Äußere den festen, unabänderlichen Willen des Arztes, das: sic volo, sic jubeo, auf eine imponierende Weise ausdrückt. Folgt dem Befehl kein Gehorsam, so kann man Drohungen hinzufügen. Man drohe mit donnernder Stimme, mit zürnendem Blicke und Miene. Eine das erschütternde: quos ego kraftvoll ausdrückende Drohung vermag auch den wütendsten Narren, wenn er für äußere Eindrücke nicht ganz unempfänglich ist, wenigstens auf Augenblicke zum Stillstand in seinen Bewegungen und wilden Handlungen zu bringen.“

Derartige Gedankengänge führten naturgemäß zu dem Versuche, die Kranken planmäßig durch Strafen und Belohnungen zu erziehen. Pinel hält diese für eines der zuverlässigsten Mittel zur Heilung. Die ganze Behandlung sollte sich dem Verhalten der Kranken anpassen. „Für stolze und lustige Narren“, sagt Vering, „paßt ein ganz einfaches, nur mit den notwendigsten Möbeln höchst dürftig versehenes Zimmer. Dem melancholischen, furchtsamen und frommen Narren verschaffe man einen freundlichen Aufenthalt, ein helles, mit einer schönen Aussicht versehenes und mit bunten Bildern, welche komische Gruppen oder schöne Landschaften darstellen, geschmücktes Zimmer.“ „Den Stolzen demütige man und lasse ihn seine Nichtigkeit und Abhängigkeit recht lebhaft empfinden; den lustigen und verliebten Narren behandle man mit Ernst und Strenge, so daß er beständig in Furcht erhalten werde. Dem melancholischen, furchtsamen und frommen Wahnsinnigen lasse man eine milde und schonende Behandlung zuteil werden.“ „Ist der Narr widerspenstig, hat er einen boshaften Charakter, zeigt er einen besonderen Hang zu unordentlichen Handlungen, wodurch er sich oder anderen schaden kann, so muß man die Wachsamkeit auf ihn verdoppeln und auf jedes Vergehen alsobald eine zweckmäßige Bestrafung folgen lassen.“

In der „Verfassung“ des Sonnensteins heißt es, daß Ungehorsam und Bosheit der Verpflegten nachdrücklich geahndet werden sollen. „Die Ahndung selbst soll so schleunigst als möglich nach vorheriger Untersuchung auf das Vergehen folgen.“ Reil sagt, da es dem Irren an inneren Bestimmungsgründen fehle, müsse man ihn von außen her nötigen, auf sich wirken zu lassen. Er erklärt eine Zucht der Wahnsinnigen, ähnlich wie bei Tieren und Kindern, für nötig, die Belohnung des Guten durch körperliche Lust und die Bestrafung durch Unlust, um durch zweckmäßige Verteilung beider Gefühle den Kranken an die Bahn heranzuziehen, die ihm nützt und frommt, ihn zu unterjochen und zum unbedingten Gehorsam zu nötigen. Kranke, die Unarten haben, betrügerisch, boshaft, ungehorsam, widerspenstig sind, diese Unarten als solche erkennen und den Zweck der zugefügten schmerzhaften Gefühle verstehen, können nach seiner Meinung durch eine zweckmäßige Züchtigung gebessert werden. Sie soll jedoch nur nach dem Urteile der Oberaufseher erkannt, durch einen eigenen Büttel mit Ruten oder Ochsenziemer in Gegenwart der anderen ausgeführt, aber nicht in leidenschaftlicher Aufwallung vollzogen werden, nicht unmäßig und grausam oder der Gesundheit nachteilig sein. Gleichwohl meint er, daß auch

Einsperrung, Hunger und Beschimpfung als Züchtigung in Frage kommen werde. Auf der anderen Seite soll man dem Kranken Muster großer Tugenden aus der alten und neuen Geschichte vorhalten, ihn aufmerksam machen auf Abschnitte seines eigenen Lebens, wo er vernünftig war, ihn mit Menschen zusammenbringen, die seine guten Handlungen loben, seine Narrenstreiche verachten. Er erwähnt, daß Erhard ein Narrenhaus sah, in dem die Unreinlichen an eine Säule gestellt wurden. „Dies wirkte," meint er; „sie fürchteten sich sehr vor dieser Schmach." v. Hirsch ließ in einem häufig besuchten Vorsaale der Bayreuther Anstalt eine die Ursache der Strafe andeutende Tafel aufstellen, und Leupoldt empfiehlt, bei festlichen Gelegenheiten „eine summarische Zensur über die einzelnen in Betreff ihrer Aufführung im verflossenen Halbjahre auf geeignete Weise auszusprechen". Esquirol berichtet, daß auf die Irren die Drohung, sie zu den Unheilbaren zu schicken, gleich einem Zauber besänftigend gewirkt habe. Auch die Dusche erschien ihm als ein gutes Mittel, um die Wut zu beruhigen, den gefahrvollen Entschluß zu brechen und den Kranken zum Gehorsam zu zwingen.

Eine besondere Stütze fanden diese Anschauungen natürlich in der von Heinroth und seinen Anhängern vertretenen Auffassung, daß die Geistesstörung aus einer sittlichen Verschuldung, aus der freiwilligen Hingabe an die Sünde, hervorwachse. „Gerade die unfreiesten Individuen", führt Heinroth aus, „begehren der Freiheit am meisten, die ihnen verderblich ist. Sie sind völlig gesetzlos, und die Vernunft ist für sie nicht da. Gleichwohl können sie nur durch das Gesetz zur Ordnung zurückgeführt werden; und da dies auf keine andere Art möglich ist, muß ihnen das Gesetz als Zwang, mechanisch, erscheinen: ihr ungebundener Wille muß sich dem Zwang fügen, ihr schrankenloser Trieb muß in jedem Augenblicke, wo er sich äußern will, in die Schranken zurückgewiesen werden. Dies kann aber bloß durch Beschränkung der körperlichen Bewegungen mittels unschädlicher Bande geschehen; und dies ist, wie mich die Erfahrung noch täglich lehrt, eine gute Beihilfe, ja oft allein schon hinreichend, die Kranken zu sich selbst zurückzurufen. Denn der Kranke kann nicht lange den beständigen Widerstand empfinden, ohne darauf aufmerksam zu werden; und diese Aufmerksamkeit ist der erste Schritt zu vernünftiger Reflexion. Daher pflege ich alle diejenigen, welche ihren unfreien Willen behaupten wollen, wenn sie auch nicht Maniaci sind, auf diese Weise zu beschränken, bis sie sich dem ärztlichen Willen fügen. Hat der Arzt Kraft des eigenen Willens genug, um unmittelbar auf die Kranken momentan imponierend oder gar bleibend einzuwirken, so hat er freilich die mechanische Beschränkung nicht nötig; ohne dieses Hilfsmittel aber kommt man nicht aus, wenn jenes nicht zu Gebote steht." Derartige Überlegungen führten also zur planmäßigen Vergewaltigung der Kranken, nicht mehr, wie vordem, aus Grausamkeit oder aus Furcht vor ihnen, sondern in der wohlerwogenen Absicht, sie so auf den richtigen Weg zu führen. Die Ausübung der gesetzlichen Strafe und der bestimmte Fehler müssen, wie Richard ausführt, gleichsam ideae sociae werden, wenn ein eingewurzelter Fehler abgelegt werden soll. Hayner meint, die genaueste Pünktlichkeit in der Anwendung von Zwangsmitteln erspare den armen Leidenden manche schmerzhafte und unangenehme Empfindung, und je strenger, je pedantischer man darauf bestehe, daß jeder neue Ankömmling sich in die Hausordnung füge, desto weniger werde man späterhin zu Korrektions- und Bändigungsmitteln schreiten müssen.

Immerhin empfand man vielfach den Widerspruch der ärztlichen Stellung mit der Strafgewalt. „Niemals muß der Arzt einer Irrenanstalt selbst Furcht einzuflößen suchen," erklärt Jacobi, „sondern er muß ein Individuum zu seinen Befehlen haben, das sich dieser unangenehmen Aufgabe unterzieht, das nur nach des Arztes Vorschrift handelt und im Notfall dem Ungestüm, dem Jähzorn und der Gewalttätigkeit der Tobsüchtigen entgegengestellt werden kann." Noch deutlicher wird Neumann, wenn er meint, der Arzt müsse den Schein annehmen, als sei er ganz unschuldig an der Anwendung der Zwangsmittel, „denn sieht ihn der Kranke als den Urheber seiner Beschränkung an, so verliert er das Zutrauen des Kranken und mit demselben jede Möglichkeit, ihm zu helfen. In Irrenhäusern muß wenigstens ein Wärter oder anderer Unterbedienter sein, vor dem sich die Kranken fürchten, und der die Berechtigung hat, ihnen alle notwendigen Zwangsmittel anzutun". Er soll, wie Guislain ausführt, mit großer körperlicher Kraft begabt sein, imponieren, eine kräftige, wohltönende Stimme und Entschiedenheit des Charakters haben. Es ist schwer zu verstehen, daß man bei einem derartigen Versteckspiel die Vertrauensstellung des Arztes aufrechterhalten zu können hoffte. Ehrlicher verfährt Haindorf, wenn er verlangt, daß alle Strafen öffentlich, im Beisein des Arztes und mehrerer anderer Kranker vollzogen werden sollen, „damit ja in den Gemütern der übrigen Kranken kein Verdacht der Ungerechtigkeit und Grausamkeit erregt werde".

Um den Kranken rasch und bedingungslos dem Willen des Arztes zu unterwerfen, forderte man vor allem seine Isolierung, d. h. seine Versetzung in eine ihm gänzlich fremde Umgebung. „Mit Zugestehung sehr weniger Ausnahmen", behauptet Georget, „kann man sagen, daß die Kranken bei sich zu Hause nicht genesen", und auch Autenrieth ist der Ansicht, daß vielleicht nie ein Wahnsinniger im Schoße seiner Familie wiederhergestellt werde. Rush empfiehlt, den Kranken die Kleider wechseln, ihn in einem fremden Zimmer schlafen und von fremden Personen überwachen zu lassen; er soll auch nichts in seinen Taschen haben, was ihn an seine frühere Lage erinnern könnte.

Man glaubte eben, daß alles, was an die ehemaligen Vorstellungen des Kranken anknüpfe, seine krankhaften Ideen von neuem anrege und den alten Wahn in ihm befestige. Haindorf meint sogar, daß ein Kranker, wenn er daran erinnert werde, daß er verrückt gewesen sei, zum zweiten Male aus Scham wieder in Verrücktheit fallen könne, aus der ihn dann kein Gott zu retten vermöge. Darum müßten andere Empfindungen in ihm erweckt, die früheren Gedankenketten unterbrochen werden. Esquirol bemerkt, daß deswegen die Genesungen bei den Fremden, die nach Paris kommen, häufiger seien, als bei den Einheimischen. Willis, der die geisteskranke Königin von Portugal und Georg III. von England zu behandeln hatte, wechselte vor allem die Aufenthaltsräume, die Möbel und das Dienstpersonal; seine Bemühungen im ersteren Falle blieben erfolglos, angeblich deswegen, weil es nicht gelang, auch den Beichtvater auszutauschen. Auch er machte die Beobachtung, daß bei ihm unter den gleichen Umständen Ausländer leichter hergestellt wurden, als Engländer, weil ihre Abgeschiedenheit vollkommener war. Vielfach wurden daher Reisen empfohlen, um, wie Chiarugi ausführt, der Phantasie, selbst wider ihren Willen, immer neue Gegenstände vorzustellen und so die krankhaften Ideen zu verdrängen. Man pflegte weiterhin die Besuche der Angehörigen und Bekannten nach Möglichkeit abzusperren, und Roller vertritt noch 1831 die Meinung, daß diese während der Dauer der Krankheit meist schädlich wirken; „es folgt ein Paroxysmus oder Verschlimmerung der Krankheit“. Wir können heute kaum daran zweifeln, daß diese gut gemeinte Unterbrechung der Beziehungen zwischen den Kranken und ihrer Familie, die jene für lange Zeit „lebendig begraben“ und der Willkür der Ärzte hilflos preisgegeben erscheinen ließ, nicht wenig dazu beigetragen hat, das alte Mißtrauen der Laien gegen die Irrenanstalten zu nähren, auch nachdem es längst jede Berechtigung verloren hatte. Krankhafte Verfolgungsideen fanden ein um so willigeres Ohr, je dichter der Schleier des Geheimnisses war, der den Augen der Menge das Anstaltsleben verhüllte. —

Man muß es den alten Irrenärzten lassen, daß sie sich redlich und erfinderisch bemüht haben, die von ihnen für richtig gehaltenen Behandlungsgrundsätze wirklich durchzuführen. Wie etwa mit einem frisch erregten Kranken verfahren wurde, läßt die folgende Anweisung Neumanns ahnen: „Man bringt den Kranken in den Zwangsstuhl, läßt ihm zur Ader, legt 10—12 Blutigel an den Kopf, belegt ihn mit nassen, eiskalten Tüchern, gießt ihm nachher gegen 50 Eimer kaltes Wasser über den Kopf, läßt ihn Wassersuppe essen, Wasser trinken und Glaubersalz einnehmen.“ Das gleiche Bild erhalten wir von der Vorschrift Heinroths zur Behandlung der allgemeinen Tollheit: Aderlässe, im Notfalle bis zur Ohnmacht, Wiederholung derselben, ein Blutigelkranz um den Kopf, kalte Begießungen, die Dusche auf den abgeschorenen Scheitel, Scarifikationen und Einstreuen von Cantharidenpulver in die wunden Stellen oder Einreibungen von Brechweinsteinsalbe, Brechweinstein innerlich als Ekelkur oder die Anwendung von Belladonna, Kirschlorberwasser, Gratiola, Helleborus nach Befinden der Umstände und bei gar nicht zu bändigender Wildheit die (später zu erwähnende) Drehmaschine.

In einem Berichte über die Anstalt Marsberg aus dem Jahre 1819 findet sich eine Aufzählung der angewendeten Zähmungsmittel, die, um Mißbräuchen vorzubeugen, ausdrücklich auf folgende Abstufungen beschränkt werden. Zunächst kommt Verringerung der Nahrungsmenge bis zu halber Kost oder zum Hungerleiden, das noch durch Einsperren, unter Umständen in ein finsteres Gemach mit absichtlich gleichgültigem Benehmen des Wärters gegen den Kranken, verschärft werden kann. Eine weitere Stufe bildet die Bekleidung mit dem englischen Kittel oder mit der Zwangsweste, das Binden der Hände und Füße mit Strängen von baumwollenem Garn oder die Befestigung im Bette mit Gurten, sodann der Tollriemen, mittelst dessen die Arme an den Leib geschnallt werden können; im Notfalle werden auch die Füße mit Gurten zusammengeschnürt. Den gleichen Zweck erreicht man durch Festnähen der Ärmel an der hinten zugeknöpften Weste und durch Zusammennähen der bis auf die Füße gehenden Beinkleider an der inwendigen Seite. Alle diese Mittel sollen „nur in denjenigen psychologischen Zuständen gebraucht werden, welche von Philosophen und Ärzten, die über Seelenkrankheiten aus Erfahrung geschrieben haben, bestimmt sind". Ebenso wird es mit den körperlichen Züchtigungen gehalten, die nur dann, und zwar mit dünnen ledernen Peitschen oder besser mit Ruten, vollzogen werden sollen, wenn der Irre noch Bewußtsein von Unrecht und Strafe hat, und wenn Wütenden durch keine anderen und milderen Mittel Folgsamkeit gegen die Wärter eingeflößt werden kann. Wir erfahren hier noch von allerlei anderen Maßregeln, deren Gebrauch abgelehnt wird, von einem Trog, in den man die Kranken einsperrte, von Eisenschienen, Handschellen, Ketten, dem Anschließen an den Fußboden und an Klötze, dem Kugelschleppen, Stockschlägen, dem Hineinstürzen ins Wasser, dem Glüheisen als Strafmittel. Dagegen werden nach Umständen verwendet das Aufziehen an Strängen, die Autenriethsche Larve, der Sack und die Coxsche Schaukel.

Wir kommen damit zu einer Gruppe von Erfindungen, die bestimmten ausgeklügelten Behandlungszwecken dienen sollten und Jahrzehnte hindurch dem irrenärztlichen Handeln einen höchst merkwürdigen Anstrich gegeben haben. Die Aufgaben, die man zu lösen suchte, bestanden einmal in der Unterdrückung der Krankheitsäußerungen, sodann in der richtigen Einstellung der Aufmerksamkeit, in der Erweckung gesunder Vorstellungen, in der Erregung von Gefühlen und in der Erziehung des Willens. Dem ersten Zwecke dienten, abgesehen von entsprechenden seelischen Einwirkungen, die eigentlichen Zwangsmittel, wie sie auch vorher schon lediglich zur Sicherung angewendet worden waren. Ihre Zahl wurde noch durch eine Reihe weiterer Einrichtungen bereichert. Zu ihnen gehört die von Heinroth besonders für weibliche Kranke empfohlene windelartige Einschnürung, der Korb (Bild 14), ferner der Sarg, der englische Schrank oder das Uhrgehäuse, in das unfolgsame und tobsüchtige Kranke derart eingeschlossen wurden, daß nur das Gesicht heraussah. Er soll nach Nostiz nur in den seltenen Fällen zur Anwendung kommen, in denen das unruhige Verhalten eines Irrren mehr Folge eines bösen Willens, eines wiederholten Trotzes, als des wirklichen Krankheitszustandes ist. Schneider fügt der Beschreibung bezeichnend hinzu: „Zugleich muß dabei möglichst verhütet werden, daß er von den Irren geöffnet werden kann, in welchem Falle sodann ihre Wut keine Grenzen mehr finden würde.“

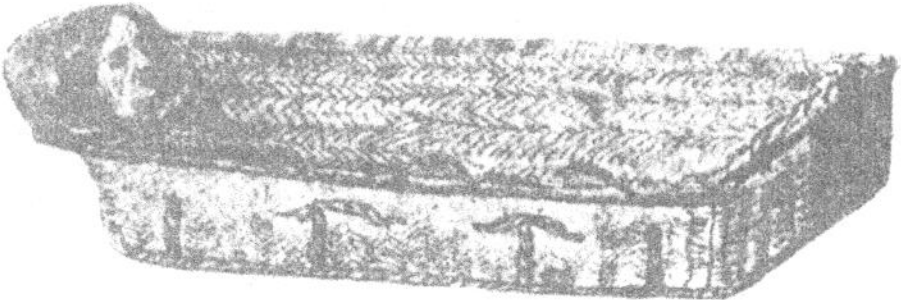

Bild 14. Korb.

Ähnlichem Zwecke dient der von Horn erfundene, weite und lange, oben mit Wachstuch gedichtete Sack, der vom Kopfe her über den Kranken gezogen und dann unten zugebunden wird. „Er imponiert dem Kranken,“ erklärt Horn, „schreckt ihn durch das Gefühl des Zwanges und drängt einigen die Vermutung, anderen die Überzeugung der Fruchtlosigkeit ihrer etwaigen Zerstörungsversuche auf.“ Ferner rühmt er, daß viele unruhige und stürmische Wahnsinnige, die durch andere, sonst kräftige Mittel zur Folgsamkeit, Ordnung und Ruhe nicht vermocht werden konnten, durch ihn in viel ruhigere Stimmung versetzt, folgsamer und für andere, indirekte psychische Heilmittel empfänglicher wurden. Manche Nahrungsverweigerer wurden durch die Androhung des Sackes in dem Maße affiziert, „daß sie lieber fortleben und den Genuß der Nahrung, den sie hartnäckig verschmäht hatten, erneuern wollten“. Leider starb eine Kranke bei der Anwendung des Sackes, so daß Horn sich veranlaßt sah, seine Stellung niederzulegen. Als eines der unschuldigsten, bequemsten und sichersten Beruhigungsmittel bezeichnet derselbe Arzt das durch Befestigung an Ringen gesicherte, 8 bis 12 Stunden lang fortgesetzte, an eine Kreuzigung erinnernde Zwangsstehen, wie es in Bild 15 dargestellt ist; es besänftigt die heftigsten

Ausbrüche der Tobsucht, befördert Müdigkeit und Schlaf, macht den Kranken folgsam und unschädlich und erweckt in ihm das Gefühl der Achtung gegen den Arzt; es wird nach mehrmaligen Versuchen oft so sehr gefürchtet, daß schon die bloße Androhung vollkommen hinreicht, die Irren zur Ordnung und zum Gehorsam zurückzuführen. Daher eignet es sich auch als eigentliches Strafmittel bei solchen, die durch den Mißbrauch ihrer Glieder anderen schaden und durch Eigensinn, störrisches, unfolgsames und arbeitsscheues Betragen der Hausdisziplin entgegen leben. Neumann empfiehlt es als „Strafe, die für die schwersten Vergehungen der Irren am besten paßt".

Weitere Bändigungsmittel sind die in Bild 16 wiedergegebene Autenrieth-sche Maske und die Birne. Erstere, aus Leder gefertigt, verschließt den Mund; dabei müssen natürlich gleichzeitig die Arme des Kranken gesichert werden. Ihr Zweck ist, „das vernunftlose Schreien oder das vorsätzliche laute Heulen und Jammern, das keinen Gegenstand hat, zu unterbrechen und die Vorwürfe der dadurch beunruhigten Nachbarn zu vermeiden. Bei der Anwendung dieses komischen Mittels entsteht bei dem Irren gleichsam ein gewisser Ärger, daß sein Eigensinn doch überwunden worden sei, wegen dessen die Irren oft lieber alle Plagen ausstehen würden. Denn Irre gebärden und betragen sich in sehr vielen Stücken wie ungezogene und boshafte Kinder, die ihren Eigensinn und Ungezogenheit durch Schreien, Lärmen und Toben zu erkennen geben, und dies um so mehr, je mehr es ihnen verboten wird". „Wird ihnen daher dieses durch die angegebene Vorrichtung benommen, so verlieren sie noch ihre einzige Waffe, mit welcher sie sich rächen konnten, und fühlen dann nach und nach ihre völlige

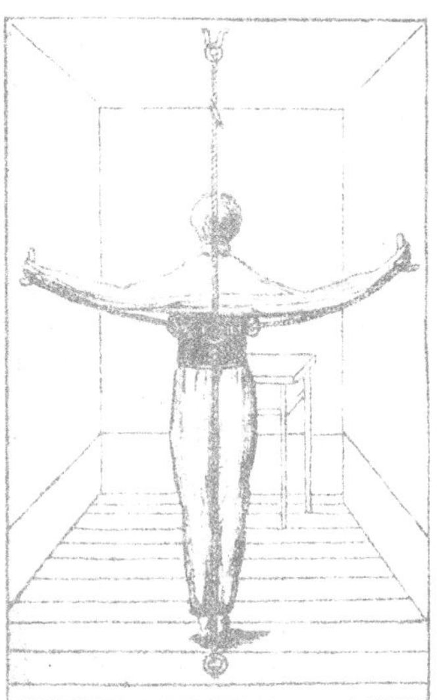

Bild 15. Zwangsstehen.

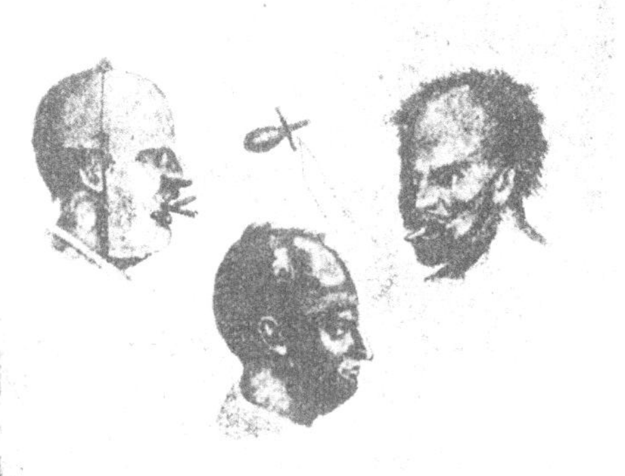

Bild 16. Autenrieths Maske und Birne.

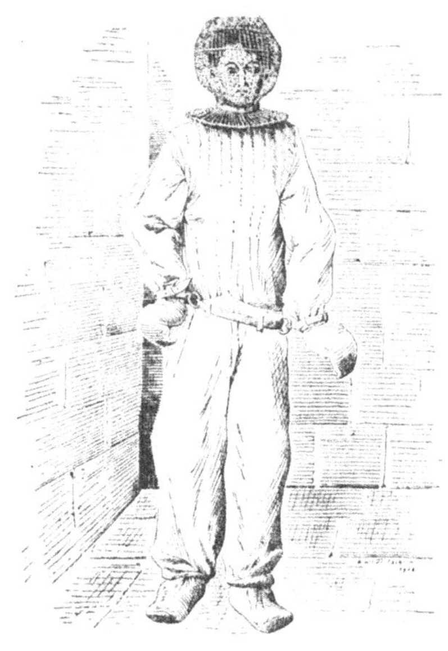

Bild 17. Kranker mit Drahtmaske.

Ohnmacht." Weniger wirksam ist die aus hartem Holz gedrechselte Birne, die als Knebel im Munde befestigt wird und den Kranken zwar am Sprechen, nicht aber am Brüllen hindert. Drahtmasken, wie man sie auf Bild 17 sieht, dienten zum Schutze gegen Beißen und Spucken.

Eine zweite Gruppe von Behandlungsmitteln bilden die nach einer Idee Erasmus Darwins zuerst von Cox angewandten Drehmaschinen. In diesen wurde der Kranke entweder, auf einem Stuhle sitzend, um seine eigene Achse gedreht (Bild 18 und 19) oder, in einem Bette festgeschnallt, mit dem Kopfe nach außen im Kreise herumgeschleudert (Bild 20); die Umdrehungen betrugen 40—60 in einer Minute. Die Wirkungen, namentlich des Drehbettes, waren außerordentliche. Da das Blut durch die Schwungkraft in das Gehirn getrieben wurde, traten

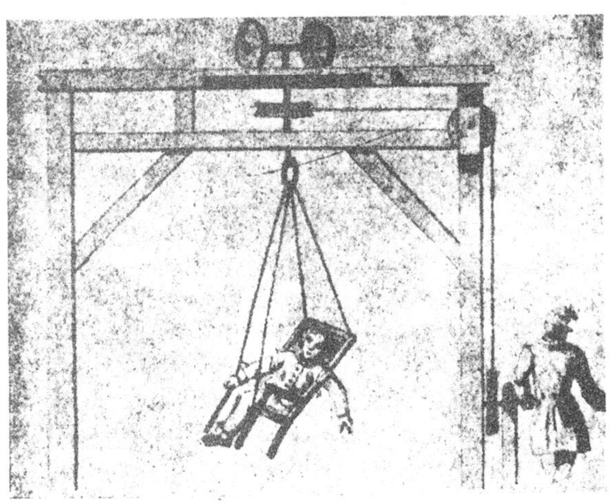

Bild 18. Drehstuhl.

starke Beklemmungen, Mißempfindungen, Erstickungsfurcht, Übelkeit, Schwindel, Erbrechen, Harn- und Kotabgang, endlich Blutergüsse unter die Bindehäute des Auges auf. Gesunde pflegten das

Stillstehen der Maschine vor Ablauf von 2 Minuten zu fordern, während manche Kranke das Verfahren bis zu 4 Minuten aushielten. Dies Mittel wurde bei Tobsüchtigen, bei Schwermütigen, störrischen und unfolgsamen Irren gebraucht, um sie an die Hausdisziplin, an eine geregelte Lebensordnung und überhaupt an Folgsamkeit zu gewöhnen, ferner bei Selbstmordsüchtigen, Nahrungsverweigerern, bei stillen, passiven, arbeitsscheuen Geisteskranken, bei Epilepsie und bei „allgemeiner Tollheit". „Wo dies nicht hilft," sagt Heinroth, „da hilft nichts."

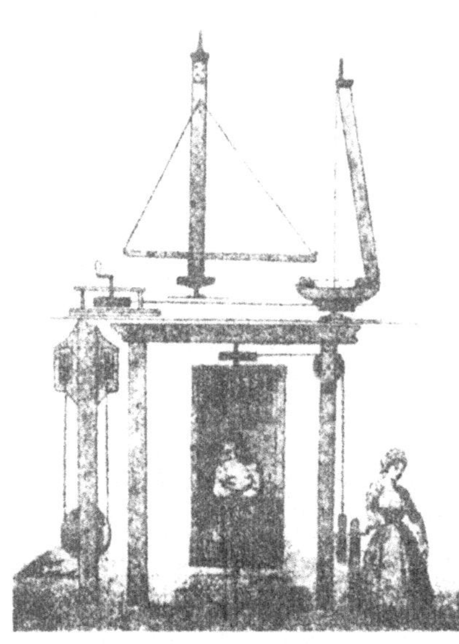

Bild 19. Drehmaschine.

Auch der Drehstuhl und die nach den gleichen Grundsätzen gebaute Hallaransche Schaukel bringen ähnliche, wenn auch schwächere Störungen hervor; ersterer läßt sich nach Schneiders Versicherung so schnell drehen, daß „ein gesunder, vernünftiger Mensch in 5 Minuten den ganzen Magen leer bricht"; darum sei er als ein kostenloses Brechmittel sehr hilfreich; Knight empfiehlt ihn bei hartnäckiger Verstopfung und bei dyspeptischen Leiden mit Säurebildung. Durch die „glückliche Verbindung" von Schwindel und Erbrechen „können also gewaltige Erschütterungen des Organismus erregt werden, die oft von der heilsamsten Wirksamkeit sein müssen". Wütende Kranke werden, wie Horn berichtet, hierdurch gebändigt, stürmische und unruhige zur Folgsamkeit und Ordnung gebracht: arbeitsscheue und träge werden geweckt und fleißiger. Diese Wirkungen können noch durch die Erzeugung von Furcht gesteigert werden, wenn man den Drehstuhl in einem dumpfen, finsteren Zimmer anwendet und

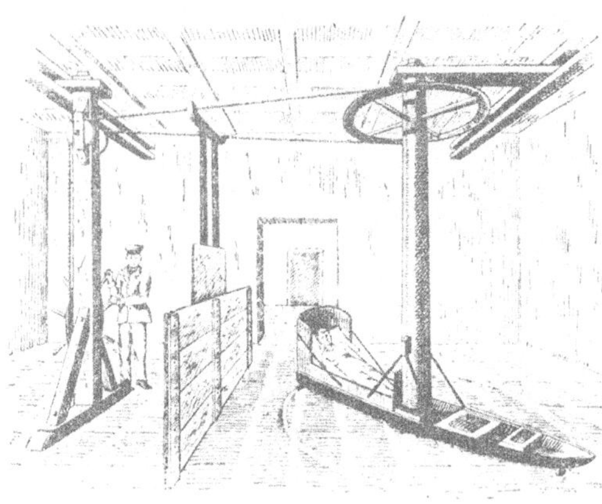

Bild 20. Drehbett.

gleichzeitig ungewohnte Geräusche, besondere aromatische Gerüche oder andere erregende Reize erzeugt. Cox ist auch der Meinung, daß man so Seereisen ersetzen könne. Jedenfalls hat sich ihm und verschiedenen anderen Ärzten der Drehstuhl als ein ausgezeichnetes Hilfsmittel auch in den hoffnungslosesten Fällen erwiesen. „Je größer die Empfänglichkeit des Kranken ist, je weniger er schon an Mittel dieser Art sich gewöhnte, je lebhafter der ganze Apparat ihm imponiert, je unangenehmer und lästiger ihm seine Anwendung ist, um desto wohltätiger zeigen sich die Wirkungen dieses Heilmittels", erklärt Horn. Harmlosere Einrichtungen waren die Zwangswiege, in der man die gefesselten Kranken stundenlang hin- und herschaukelte, wie es schon Celsus zur Bekämpfung der Schlaflosigkeit empfohlen hatte, oder Hängematten, in denen sie auf- und niedergezogen oder geschwungen wurden; dabei konnten sie plötzlich ins Wasser gestürzt oder regelmäßig durch den Strahl eines Tropfbades getroffen werden. Die gespannte Erwartung des Unangenehmen soll hier neben den Schwindelgefühlen wirksam sein. Der ungenannte Übersetzer Chiarugis erwähnt einen „äußerst heftig rasenden" Kranken, der nach einigen Stunden ruhig wurde, als man ihn, mit einem Waschseile umwunden, in die Höhe zog und ihn so schweben ließ.

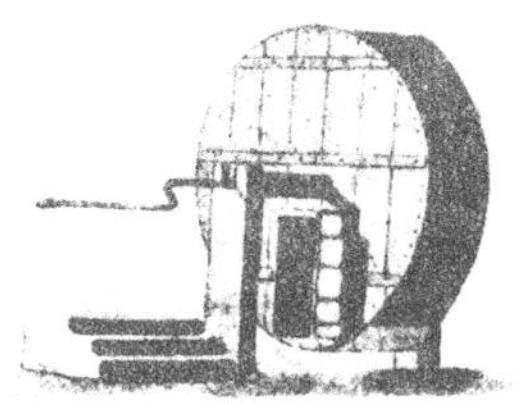

Bild 21. Hohles Rad.

Ein anderer Gedankengang lag dem von Hayner nach einem Vorschlage Reils erdachten „hohlen Rade" (Bild 21) zugrunde. Ihm kam es darauf an, den Irren aus seiner Zerstreuung anhaltend auf sich selbst zurückzurufen, ihn aus seiner Traumwelt in die wirkliche zu ziehen; er wollte dem Strome seiner meist unvollendeten, zerrissenen Ideen einen Damm setzen, seine Aufmerksamkeit in der Kontinuation auf etwas Bestimmtes lenken, sein Selbstbewußtsein wecken und feststellen. Um dies zu erreichen, baute er ein großes, nach Art der Tretmühle eingerichtetes, innen gepolstertes Rad, in das der Kranke eingesperrt wurde. In ihm muß der Kranke, wenn er nicht still steht, entweder vor- oder rückwärts laufen, und es hängt ganz von ihm ab, ob er Ruhe haben will oder nicht. Sobald er etwa versucht, das Rad zu beschädigen, kann das leicht durch einen Anstoß von außen verhindert werden, der den Kranken sofort in Bewegung bringt. So kann er, wenn man ihn zur Befriedigung seiner Bedürfnisse von Zeit zu Zeit herausnimmt, 36—48 Stunden im Rade zubringen und ist dann „durch die fixierende Einwirkung des Rades entweder geschmeidig und gehorsam" oder durch die wohltätige Bewegung des Marschierens so ermüdet, daß er sanft einschläft, wodurch sein Inneres beruhigt und der Paroxysmus abgekürzt wird. Das Mittel hat, wie Nostiz bemerkt, in Sonnenstein auf eine Kranke, deren Tobsucht unbezwinglich war, sehr nützlich gewirkt, als erster Anlaß zum Selbstbewußtwerden; seine Anwendung wurde indessen später von Hayner selbst wieder aufgegeben.

Die geschilderten Verirrungen fanden übrigens bei den Irrenärzten der damaligen Zeit durchaus keinen ungeteilten Beifall. So schreibt Damerow 1829: „Diese mechanischen Mittel sind jedoch nicht ohne geschichtliches Interesse, da auch wohl die Weise, durch mechanische Mittel auf den Wahnsinn zu wirken, durchgemacht werden mußte. Selbst die Verehrer scheinen schon gleichgültiger gegen die Anwendung geworden zu sein. Gewiß werden sie später durch bessere, man möchte sagen, geistreichere Mittel ersetzt und vielleicht nach Jahrhunderten in Rüstkammern als Raritäten gezeigt werden zur Verwunderung der Zeitgenossen", eine Vorhersage, die rasch genug in Erfüllung gegangen ist.

Auch sonst stoßen wir vielfach auf Äußerungen, die dem allgemeinen Entwicklungsgange der Seelenheilkunde weit vorauseilen. Schon Chiarugi, der „bei manchen unbändigen Tobsüchtigen" auf den Rücken gegebene Streiche mit dem Ochsenziemer für nützlich hält, wenn noch ein gewisser Grad von Vernunft bei ihnen übrig ist, erklärt sie bei solchen, die wegen ihrer Verstandesverwirrung für Furcht unempfindlich sind, für unnütz, nachteilig, grausam und unmenschlich, bei weniger wütenden für gefährlich und unter Umständen tödlich; er fügt hinzu, seit im Florentiner Spital die Schläge verboten seien, sehe man mehr Tobsüchtige genesen, als in früherer Zeit. Durch das Verfahren, den Ideen der Wahnsinnigen mit Drohungen und selbst mit Schlägen entgegenzutreten, würden sie nur gereizt und ihre Hartnäckigkeit gesteigert; es sei gar nicht so schwer, sie durch Güte auf entferntem und ungeradem Wege zur Erkenntnis der Wahrheit zu bringen und ihnen die Vernunft gleichsam tropfenweise einzuflößen. Man solle im ganzen ihren Neigungen nachgeben, ihnen alles gestatten, was sie beruhigen könne, am wenigsten aber sie verlachen.

„Ein weiser und aufgeklärter Mensch", sagt Pinel, „sieht in diesen Ausbrüchen des Wahnsinns nichts, als einen automatischen Antrieb oder vielmehr eine notwendige Wirkung der Nervenerregung, über die man ebensowenig unwillig werden sollte, als über den Stoß eines Steines, der durch seine eigene Schwere hinabgetrieben wird. Er gestattet solchen Wahnsinnigen alle Freiheit der Bewegung, die sich mit ihrer eigenen und anderer Sicherheit verträgt, verbirgt vor ihnen auf eine geschickte Weise die Zwangsmittel, die er anwendet, gleichsam als hätten sie nur den Gesetzen der Notwendigkeit zu gehorchen." „Es sollte bei allen wohl eingerichteten Hospitälern ein unverletzlich Gesetz sein, den Wahnsinnigen alle Freiheiten und in so großer Ausdehnung zu gestatten, als es nur die Klugheit erlaubt: den Grad des Zwangs seinen mehr oder minder heftigen Ausbrüchen anzupassen: jede Mißhandlung, jede Gewalttätigkeit von seiten der Dienstleute streng zu verbieten; in der Ausübung der Pflichten zur rechten Zeit Gelindigkeit und Strenge, ein nachgiebiges Benehmen oder den Ton des Ansehens und eines unveränderlichen Willens anzunehmen."

Knight empfiehlt, die krankhaften Ideen gänzlich unbeachtet zu lassen und den Versuch einer Ablenkung auf gleichgültige Gegenstände zu machen, und fährt fort: „Derjenige, welcher sich der psychischen Behandlung der Irren unterzieht, sollte immer mit Wohlwollen und Schonung auf sie einwirken, hier und da lieber eine Anmaßung, ja selbst die gröbsten Beleidigungen nicht bloß geduldig, sondern auch guten Mutes ertragen, als über den Kranken, welcher sich der Natur seiner Beleidigung nicht bewußt ist, den geringsten Zwang verfügen." Gegen das Strafen der Kranken wendet sich Hayner: „Des Kranken Exzesse sind fast immer Folge krankhafter Sinnestäuschungen oder eines krankhaften falschen Wahns. Abnorme psychische Aktionen durch unangenehme sinnliche Eindrücke zu behindern, ist oft zwar zweckmäßig: nur dürfen dazu nicht Korrektionen angewendet werden, die allgemein als Strafe gelten, da Strafen gerechterweise nur Handlungen solcher Menschen folgen, die nach Vernunftgründen frei zu wollen imstande sind. Das kann der Seelenkranke nicht; folglich geschieht ihm durch Strafen Unrecht." Weniger folgerichtig erklärt Roller 1831, der Irre müsse das über ihn Verhängte bisweilen als eigentliche Strafe ansehen, so wenig sie es wirklich sei. Er hält daher auch die Einhaltung einer Art richterlichen Verfahrens, ferner rasches und unerbittliches Einschreiten für notwendig, doch sollen die angewandten Strafmittel den in der bürgerlichen Welt üblichen nicht gleichen, da die so hervorgerufene Ideenassoziation nur schädlich wirken könne. Sehr bemerkenswert sind die Mahnungen Amelungs, Irre im allgemeinen nicht als unmündige Kinder zu behandeln, vielmehr in der Unterhaltung und im Umgange mit ihnen sich so zu benehmen, als wären sie ihres Verstandes mächtig, und in ihrer Behandlung alle ungewöhnlichen, kindischen und lächerlichen Maßregeln zu vermeiden, da sie entweder wirkungslos blieben oder Unwillen und Mißtrauen erregten. „Das zweckmäßigste, bei allen Irren angemessene Benehmen des Arztes besteht unstreitig darin, ihnen jederzeit freundlich und zutraulich zu begegnen, sich mit ihnen auf eine liebreiche, zuweilen, je nach dem Charakter des Kranken, scherzhafte Weise zu unterhalten, immerhin auch bei den unruhigsten und nicht selten lästigen und unangenehmen Ausbrüchen ihres kranken Geistes- und Gemütszustandes die größte Ruhe zu beobachten — aber da, wo man noch einen gewissen Grad von Kapazität des Verstandes voraussetzen kann, bei Unordnungen, Trotz oder Bosheit den nötigen Ernst und mitunter selbst Strenge nicht zu vernachlässigen.“

Ähnliche Äußerungen finden wir bei Hayner und Leupoldt. Ersterer verlangt, daß man den Kranken so viel Freiheit gestatte, „als ohne Gefährdung ihres eigenen oder des Lebens ihrer Leidensgefährten und ohne große Störung der in der Anstalt eingeführten Ordnung zulässig ist“, und sie deshalb, „soviel als möglich, als Vernünftige mit der größten Schonung und Milde“ zu behandeln. Letzterer aber sagt kurz: „Deshalb setze man bei den Irren im allgemeinen mehr Persönlichkeit und Vernunft voraus, als häufig geschieht; und man wird glücklicher sein in seinen Heilversuchen.“

In ganz planmäßiger Weise suchte Reil die seelische Behandlung der Geisteskranken auszubauen; allerdings blieb es, da ihm die genügende Erfahrung fehlte, im wesentlichen bei Vorschlägen, die vielfach reine Gedankenspiele darstellen. Er meinte, offenbar im Anschlusse an Pinels Anschauungen, vor allem müsse man den Kranken zum Gehorsam nötigen, um ihn für die ärztlichen Einflüsse zugänglich zu machen. „Durch starke und schmerzhafte Eindrücke erzwingen wir des Kranken Aufmerksamkeit, gewöhnen ihn an unbedingten Gehorsam und prägen seinem Herzen das Gefühl der Notwendigkeit unauslöschlich ein. Der Wille seiner Vorgesetzten muß ein so festes und unabänderliches Gesetz für ihn sein, daß es ihm ebensowenig einfällt, sich demselben zu widersetzen, als wider die Elemente zu kämpfen.“ Um das zu erreichen, muß sich der Arzt ganz den Bedürfnissen des einzelnen Falles anpassen, doch wird im Anfange immer eine gewisse Strenge nötig sein. Man muß dem Kranken, um ihn zu unterjochen, zuvörderst jede Stütze rauben, damit er sich durchaus hilflos fühle. Darum entferne man ihn aus seinem Hause und aus seiner gewohnten Umgebung und bringe ihn unter feierlichen und schauderhaften Szenen, wo möglich bei Nacht und auf Umwegen, in ein ihm unbekanntes Tollhaus. „Er hört bei seiner Annäherung Trommelschlag, Kanonendonner, fährt über Brücken, die in Ketten liegen; Mohren empfangen ihn.“ „Die Offizianten könnten eine unbekannte und sonore Sprache reden.“ „Ein Eintritt unter so ominösen Vorbedeutungen kann auf der Stelle jeden Vorsatz zur Widerspenstigkeit vernichten.“ Durch kurze Befehle, deren augenblickliche und pünktliche Befolgung erzwungen wird, soll dann jeder Widerstand gebrochen werden.

Ist das erreicht, so hört der Zwang auf, und man geht zu dem entgegengesetzten Verfahren über, handelt offen und freundschaftlich und belohnt das Verhalten des Kranken durch Dinge, die ihm angenehm sind. Man sucht ihn nun an Ordnung und Regelmäßigkeit zu gewöhnen, seine Aufmerksamkeit zu erwecken und endlich ihn zur eigenen Tätigkeit zu nötigen. Dem ersteren Zwecke dienen Eindrücke, die Lust oder Unlust erregen, ferner grelle Reize aller Art, interessante und auffallende Gegenstände, seltsame Erlebnisse. „Man bringt z. B. den Kranken in ein stockfinsteres und totstilles Gewölbe, das mit den seltsamsten, festen und beweglichen, toten und lebendigen Gegenständen angefüllt ist. Der Art wären, wenn grausende Eindrücke erfordert wären, Windschläuche, Wassergüsse, Eissäulen, Pelzmänner, Marmorstatuen, Totenhände, die unvermerkt den Bart streichen.“ Auch Schläge von Schwärmern, Pistolenschüsse, Kanonendonner, der gellende Ton eines Blasinstruments, das anhaltende Brummen einer 32füßigen Orgelpfeife, einzelne Schläge auf der türkischen Trommel, ein wildes Chaos von Tönen durch Trommeln, Glocken, Schalmeien, Menschenstimmen, Tiergeheul, ein Katzenklavier, musikalische Darbietungen können verwendet werden. Auf das Gesicht sollen Theatervorstellungen mit Scharfrichtern, aus den Gräbern wiederkehrenden Toten wirken; hier „würden Donquichotte zu Rittern geschlagen, eingebildete Schwangere ihrer Bürde entladen, Narren trepaniert, reuige Sünder von ihren Verbrechen auf eine feierliche Art losgesprochen“.

Durch solche starke Sinneseindrücke und durch erschütternde Stöße auf die Phantasie soll der Kranke gleichsam aus seinem Taumel geweckt werden. „Man ziehe ihn mit einem Flaschenzug an ein hohes Gewölbe auf, daß er wie Absalom zwischen Himmel und Erde schwebt, löse Kanonen neben ihm, nahe sich ihm unter erschreckenden Anstalten, mit glühenden Eisen, stürze ihn in reißende Ströme, gebe ihn scheinbar wilden Tieren, den Neckereien der Popanze und Unholde preis, oder lasse ihn auf feuerspeienden Drachen durch die Lüfte segeln. Bald kann eine unterirdische Gruft, die alles Schreckende enthält, was je das Reich des Höllengottes sah, bald ein magischer Tempel angezeigt sein, in welchem unter einer feierlichen Musik die Zauberkraft einer reizenden Hulda eine prachtvolle Erscheinung nach der anderen aus dem Nichts hervorruft.“

Um den Kranken zu eigener Tätigkeit zu nötigen, soll man ihn scheinbaren Gefahren aussetzen, die ihn zwingen, Mittel zur Rettung für sich zu erfinden und sie zweckmäßig anzuwenden. Man bringt ihn in ein Gelände mit Hecken und Irrgängen, auf dem er von Traufen und Wassergüssen verfolgt wird. An einem anmutigen Ruheplätzchen empfängt ihn ein reißendes Tier; an einem anderen Orte sinkt der Grund; er fällt in eine Grube, aus der er nur mit Mühe einen Ausweg findet. Er soll Wasser aus einer Grube pumpen, das ihm bis an die Kehle steigt, wenn er nicht fleißig ist, muß über schmale Stege gehen, schwimmen, Kahn fahren, auf furchtsamen, widerspenstigen Pferden reiten.

Weiterhin aber soll er arbeiten, zunächst körperlich und maschinenmäßig, dann auch auf schwierigeren Gebieten. Reil empfiehlt die Beschäftigung mit dem Baukasten, das Zusammensetzen von Landschaften, das Tanzen, Balanzieren, Exerzieren, Voltigieren, Ringwerfen, Strickspringen, ferner Malen, Zeichnen, Singen, Musikmachen, Schauspielen; der Kranke soll abschreiben, auswendig lernen, rechnen, Korrekturen lesen, ein Tagebuch führen. Er schlägt auch vor, die Kranken Schanzen aufwerfen zu lassen, wobei die Klügeren den Plan machen und die Aufsicht führen sollten. Als wesentlich wurde dabei die pünktliche Unterordnung unter die gegebenen Befehle betrachtet. Man läßt den Kranken die verschiedensten geistigen Aufgaben lösen, regelt sein Triebleben und erzieht sein Gemüt durch allerlei Proben. „So gängeln wir den Kranken, von der untersten Stufe der Sinnlosigkeit, durch eine Kette von Seelenreizen, aufwärts zum vollen Vernunftgebrauch."

Der außerordentliche Wert der Beschäftigung, namentlich der Land- und Gartenarbeit, für die Behandlung Geisteskranker wurde von allen erfahrenen Irrenärzten früh erkannt. Ungezählte Male wird die von Gregory in seinen Vorlesungen angeführte Geschichte des schottischen Pächters wiederholt, der gute Erfolge dadurch erzielte, daß er die Kranken wie Zugtiere vor Egge und Pflug spannte. Ebenso lesen wir immer wieder von der Anstalt in Saragossa mit der Inschrift „urbis et orbis", von der Pinel berichtet, daß sie in vorbildlicher und äußerst wirksamer Weise die Kranken durch Heranziehung zum Feldbau in allen Formen behandelt habe. „Die steteste Erfahrung lehrte in diesem Hospital," wie er hinzufügt, „daß dies das sicherste und wirksamste Mittel sei, zur Vernunft wieder zu gelangen; und daß Adelige, die jeden Gedanken an mechanische Arbeit mit Stolz und Verachtung von sich stoßen, auch den traurigen Vorzug haben, ihre unsinnigen Verirrungen und ihr Delirium zu verewigen."

Rush führt eine Reihe von Fällen an, in denen Kranke durch Rückkehr zu früheren Lieblingsbeschäftigungen geheilt wurden, und empfiehlt, die Kranken interessante Bücher laut vorlesen, auswendig lernen oder abschreiben zu lassen. Auch Esquirol, Heinroth, Langermann, Willis, Jacobi und viele andere rühmen die heilsamen Wirkungen der Arbeit, sowohl der Betätigung an sich wie der aus ihr fließenden inneren Befriedigung. Horn legt merkwürdigerweise auf letzteren Umstand gar keinen Wert. Er verlangt nur, daß die Arbeit mit Ordnung und Pünktlichkeit, unter strenger Aufsicht geschehen soll, ja er meint sogar, die Arbeiten müßten erzwungen werden; ihre Wirkungen seien in der Regel nützlicher und wohltätiger, wenn der Kranke sie ungern treibe. „Vergnügungen und Ergötzungen helfen hier viel seltener, als Lasten und Beschwerden." Diese Anschauung, die wohl hauptsächlich aus der von ihm lebhaft geschilderten Ungunst der Verhältnisse in der Charité entsprang, veranlaßte ihn dazu, den Kranken ganz zwecklose Arbeiten vorzuschreiben, das Aufwerfen und Wiederzuschütten eines Grabens, das gegenseitige Herumfahren in einem leichten Wagen, Übungen mit hölzernen Gewehren unter Anleitung von Unteroffizieren, wie sie die Bilder 22 und 23 zeigen; letztere wurden auch auf dem Sonnenstein eingeführt.

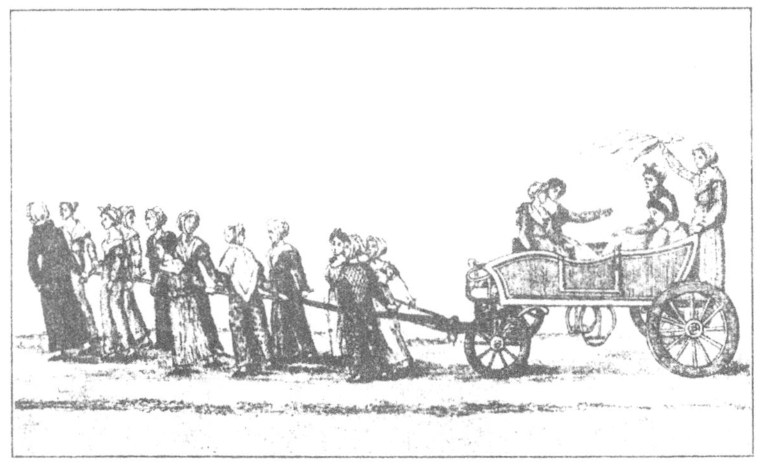

Bild 22. Wagenfahren.

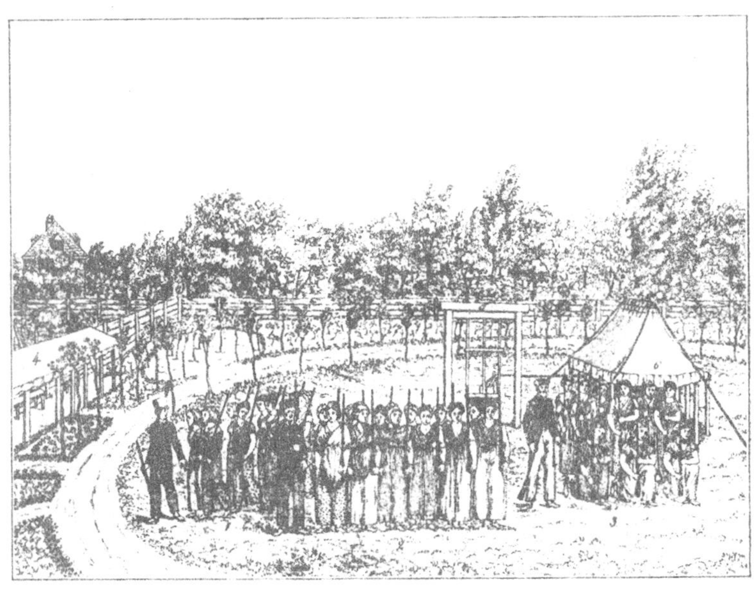

Bild 23. Exerzierübungen.

Demgegenüber betont Leupoldt, daß die Arbeit nicht allzu mechanisch vollzogen werden solle, daß man vielmehr durch zwischenlaufende Unterhaltungen stets die Aufmerksamkeit auf Natur und

Beschaffenheit dessen lenken müsse, mit dem man es zu tun habe, und auf die Ursachen, warum so und so damit verfahren wird. „Dadurch kommt erst mehr vernünftiger Sinn in die Beschäftigung und nimmt sie erst mehr den ganzen Menschen in Anspruch; dadurch wird die Stumpfsinnigkeit aufgestört, der Flattersinn gefesselt, die fixe Idee erschüttert, der träumerische Wahnsinn, die müßig irre Spekulation an sinnliche Gegenstände gebunden und an die Wirklichkeit gewöhnt." Die gleiche Ansicht vertreten Jacobi und Neumann, da durch zwecklose Arbeiten die Kranken empört und verstimmt würden und sich als Spielzeuge unserer Launen und Willkür fühlten. „Sie lernen uns hassen und verrichten mit Unlust, was sie tun", fügt letzterer hinzu. „Ja, sie lernen uns verachten, denn wir bestätigen sie in der Meinung, daß sie allein verständig, wir aber unsinnig wären, eine Meinung, welche die Irren sehr oft haben."

Als wohltätiges Zerstreuungsmittel werden vielfach Reisen empfohlen, namentlich bei beginnender Erkrankung und in der Genesungszeit. Man hoffte davon Ablenkung, Verdrängung der krankhaften Vorstellungen, auch Anregung des Willens durch die entstehenden Unbequemlichkeiten, mit denen sich der Kranke abfinden mußte. Heinroth hält, im Gegensatze zu unseren heutigen Anschauungen, eine „bedeutende, mit mancherlei Reiz, Ungemach, Tätigkeit verbundene Reise" in der Melancholie für zweckmäßig. „Das Reisen ist für solche Kranke eine Universalmedizin", heißt es. „Dies ist auch das beste Mittel, dem Kranken den verlorenen Appetit und Schlaf wiederzugeben, seine Furchtsamkeit und Scheue, sein düsteres Hinbrüten zu verscheuchen und ihn der Gesellschaft und den Geschäften, die er floh, wiederzuzuführen."

Die Beschäftigung mit Musik und Gesang rühmen Haindorf und Schneider. Auch der Nutzen der religiösen Unterweisung und Seelsorge wird vielfach betont, so von Jacobi, Roller, Zeller und besonders von Heinroth. „Man lerne die Religion besser kennen, und man wird eingestehen, daß gerade sie, und sie allein, vor Seelenstörungen aller Art zu schützen imstande ist." —

Das allgemeine Bild der Seelenheilkunde vor etwa 100 Jahren, wie es uns in diesem Überblicke entgegentritt, läßt sich kurz mit folgenden Zügen kennzeichnen: Vernachlässigung und rohe Behandlung der Irren, Mangel geeigneter Unterkunft und ärztlicher Fürsorge, unklare und verkehrte Vorstellungen über Ursachen und Wesen des Irreseins, Quälerei der Kranken durch sinnlose, zum Teil abenteuerliche und schädigende Behandlungsmaßnahmen. Es wäre freilich ungerecht, wenn man die vielfach daneben vorhandenen Ansätze zu fortschreitender Entwicklung übersehen wollte. Auch damals und selbst lange vorher gab es einzelne Stätten, in denen Geisteskranke sorgsam und sachgemäß verpflegt wurden. Es gab aber auch manche Ärzte, denen reiche Erfahrung oder natürliches Geschick ein besseres Verständnis der Seelenstörungen vermittelt hatte, und die nicht nur mit unbefangenem Blicke, sondern auch mit warmer Teilnahme richtige Wege zur Behandlung ihrer Kranken einschlugen. Allein diese Ausnahmen konnten den allgemeinen Stand der wissenschaftlichen Erkenntnis und das Los der großen Massen nicht maßgebend beeinflussen; sie waren nur die Keime, aus denen unter günstigeren Bedingungen die Seelenheilkunde des kommenden Jahrhunderts hervorwachsen sollte.

Entscheidend für den Fortschritt war die Errichtung von Irrenanstalten und die dadurch ermöglichte Schaffung eines irrenärztlichen Berufes. Wenn auch schon im 18. Jahrhundert hier und da eigene Krankenhäuser für Irre bestanden hatten, so setzte doch erst in den ersten Jahrzehnten des neuen Zeitabschnittes die Gründung selbständiger Irrenanstalten in größerem Maßstabe ein. Aus einer Zusammenstellung von Lähr geht hervor, daß in Deutschland vor dem Jahre 1800 solche Anstalten in Rockwinkel bei Bremen, in Frankfurt, in Neuß, in Blankenburg, in Waldheim, in Lübeck und in Bayreuth eingerichtet waren. Die älteste Anstalt in Frankreich war Avignon (1681), in England Springfield (1741), in Italien Florenz (1645), in Polen Warschau (1728), in Österreich Salzburg (1772), in Dänemark Kopenhagen (1766), in Schweden Upsala (1766). Allein alle diese Anstalten waren wegen der raschen Anhäufung unheilbarer Kranker im wesentlichen Aufbewahrungsorte für geistige Ruinen, in denen nur spärliche Heilerfolge erzielt werden konnten. Autenrieth spricht sich daher auch noch 1807 dafür aus, daß man in den gewöhnlichen Irrenhäusern, „wo niemand ist, der einen Versuch zu ihrer Wiederherstellung macht“, nur die für unheilbar Erklärten unterbringen, die übrigen aber an einzelne Ärzte verteilen solle, die entweder aus Menschenliebe oder aus Ehrgeiz solche Kuren unternehmen möchten, wenn sie dabei allerdings auch „durch die zu lange Dauer einer ununterbrochenen Beschäftigung dieser Art“ leicht ermatten würden.

Haindorf erklärt 1811, daß bei dem damaligen Zustande der meisten öffentlichen Irrenanstalten Deutschlands „nur wenige durch die Kunst geheilt werden können, sofern nicht der Zufall Wunder tut“. Vering hält es noch 1821 für nicht unbedenklich, einen Geisteskranken ohne weiteres in die Irrenanstalt zu schicken, wegen der erschütternden Wirkung, die es haben müsse, wenn er auf einmal aus seinen bisherigen Verhältnissen herausgehoben und in fremdartige versetzt werde, zumal wenn er sich in einem Lokal eingeschlossen sehe, wo eine ganz fremde Gewalt über ihn gebiete, und dessen innere Einrichtung mehr einer Straf- als einer Heilanstalt gleiche. Für den Blödsinnigen, Tobsüchtigen und komplett Wahnsinnigen möge das nicht weiter schädlich, unter Umständen sogar heilsam sein; auf andere Kranke müsse es aber einen tiefen und sehr schmerzlichen Eindruck machen, der durch den Anblick seiner unglücklichen Gefährten täglich erneuert werde, deren Handlungen eine traurige Gruppe von erbärmlichen Torheiten, brutaler Wildheit, von herzerschütterndem Elend und Jammer und von einer totalen geistigen Nullität darstellten. Diese damals bis zu einem gewissen Grade berechtigten Bedenken verhindern bekanntlich auch jetzt, unter gänzlich veränderten Verhältnissen, nur allzu häufig die rechtzeitige Verbringung der Kranken in die Anstalt, für die sie nach der Laienmeinung erst „reif“ werden müssen. Vering empfahl, zunächst den Versuch einer häuslichen Behandlung unter sachverständiger Leitung zu machen und erst dann die Hilfe der Anstalt in Anspruch zu nehmen, wenn nach einem halben Jahre keine Besserung eingetreten sei. Auch der noch heute immer wieder auftauchenden Befürchtung widerrechtlicher Freiheitsberaubung, der Nostiz mit Nachdruck entgegentritt, begegnen wir. „Die Beispiele sind nicht selten,“ erklärt Höck, „daß Schurken, wegen zeitlicher Vorteile oder aus Bosheit, rechtliche Leute in das Tollhaus sperren ließen.“

Gleichwohl suchten warmherzige Ärzte und einsichtsvolle Behörden unablässig die trostlose Lage der Irren zu bessern. Für den Bau von Irrenanstalten wurden Pläne aller Art entworfen, die wegen der über Wesen und Behandlung der Geistesstörungen herrschenden Unklarheit und wegen der mangelnden Erfahrung vielfach ganz abenteuerliche Formen aufwiesen. Kennzeichnend ist besonders die Einrichtung zahlreicher kleiner Einzelräume, da man von der Meinung ausging, daß jeder Kranke womöglich eine Zelle für sich haben müsse. Namentlich in England lehnte man sich gern an den Bauplan der Gefängnisse an, bei dem lange Gänge mit den in sie einmündenden Türen von einem Punkte aus überwacht werden können, so daß eigentümliche Grundrisse in Kreuzes-, Kreis- oder Strahlenform entstanden, wie die Bilder 24 und 25 zeigen, von denen letzteres den 1784 eröffneten Wiener „Narrenturm“ darstellt.

Daneben suchte man alle Mittel heranzuziehen, die auf die Kranken günstig wirken könnten. „Die Irrenanstalt muß in einer anmutigen Gegend liegen,“ erklärt Reil, „die Seen, Flüsse, Wasserfälle, Berge und Felder, Städte und Dörfer in der Nähe hat. Sie muß Ackerbau, Viehzucht und Gärtnerei besitzen.“ So kann man den Kranken „zerstreuen und beschäftigen, wie es seine Krankheit erfordert. Man kann ihm alle Lebensgenüsse, die stillen Freuden des Landes und die Ergötzung der Stadt verschaffen, ihn nach seinem Bedürfnis durch Gärtnerei und Feldbau oder durch Professionen und Künste des Städters beschäftigen“. Das Gebäude soll die Form einer Meierei

der schwankende Glaube, daß eine dauerhafte Herstellung der Seelenkrankheiten nicht mehr zu den seltenen Erscheinungen gehöre, zur reifen Frucht der Erkenntnis, welche weit und breit den Samen der Humanität und Wissenschaft auf alle Gebiete des Irrenwesens hintrieb, der nun überall im Vaterlande keimt und grünt, ja edlere Früchte gezeitigt hat." Von allen Seiten strömten Besucher zu diesen neuen Anstalten hin, um sich dort Anregung und Belehrung zu weiteren ähnlichen Schöpfungen zu holen.

Welche Bedeutung die nun rasch fortschreitende Entwicklung von gut geleiteten Irrenanstalten für die Bevölkerung hatte, ermessen wir am besten, wenn wir hören, wie für die Kranken vorher gesorgt war. Im Jahre 1845 berichtet Pitsch aus Pommern, wo 1841 die Anstalt Rügenwalde eröffnet worden war, daß immer noch viele Geisteskranke der Beaufsichtigung und Verpflegung weitläufiger Verwandter und eigennütziger Privatpersonen überlassen seien, „welche gegen ein geringes Kostgeld häufig die halbnackt in Städten und Dörfern umherlaufenden, das Publikum belästigenden Irren schlechter als ihr Vieh behandeln und verpflegen, es ihnen überlassen, in den Nachbarhäusern die Brotrinden zu suchen, um ihren Hunger zu stillen, sie in den Viehställen, auf den Böden auf elenden Strohschütten für die Nacht absperren, sie größtenteils ihrem traurigen Schicksal überlassen, sie züchtigen und bei tobsüchtigen Paroxysmen sie mit Ketten oder Strängen befestigen, wie die Spuren von einigen in die Anstalt gebrachten Irren an ihrem elenden Körper noch bewiesen, sie im Schmutze und unter Ungeziefer förmlich vertieren ließen. Die Schilderung ist gräßlich, jedoch nicht aus der Luft gegriffen, sondern leider nur zu wahr, und eine Abänderung dringend notwendig." „Die meisten der bisher in die Anstalt gesandten Geisteskranken treffen in einem höchst betrübenden Zustande ein. Schlecht gekleidet und genährt, im höchsten Grade schmutzig, ganz vertiert, so daß ihr Unterbringen bei Privaten nicht mehr möglich wurde, hatten sie mit dem Menschen nur noch die Gestalt gemein." Dahl erzählt in einem Berichte aus dem Jahre 1859, daß in Norwegen mancherorts die Kranken bei einzelnen Hausbesitzern untergebracht, öffentlich ausgeboten und dem Mindestfordernden zugeschlagen wurden.

Ein großer Übelstand war es, daß die Aufnahme in die Anstalt vielfach durch umständliche Förmlichkeiten, bisweilen auch durch die sich bald einstellende Überfüllung, stark verzögert wurde, so daß lange „Exspektantenlisten" entstanden. Jacobi rechnet, daß die Aufnahme eines Erkrankten im günstigsten Falle nach 2, höchstens 10 Tagen erfolgen kann, während nach dem gewöhnlichen Geschäftsgange etwa 3 Wochen vergehen. In der Beschreibung der Anstalt Sonnenstein wird jedoch erwähnt, daß es unter Umständen Jahre dauere, bevor die zur

Aufnahme nötigen Papiere herbeigeschafft werden könnten. Welche Gefahren und Schädigungen derartige Verzögerungen mit sich bringen mußten, bedarf keiner weiteren Ausführung. Heute kann fast überall jeder dringende Fall sofort untergebracht werden, namentlich in den großen Städten. —

Es ist wahrlich nicht leicht gewesen, den weiten Weg zurückzulegen, der von jener Zeit zu dem jetzigen Stande unseres Anstaltswesens geführt hat. Was uns heute selbstverständlich erscheint, die rasche, zuverlässige und behagliche Unterbringung jedes Geisteskranken, seine Behandlung und Pflege mit allen erdenklichen Hilfsmitteln, die Wissenschaft und Erfahrung an die Hand geben, war zunächst eine unerhörte Neuerung, der sich die allergrößten Widerstände entgegenstellten. In unermüdlicher, täglicher Arbeit, mit größter Zähigkeit, persönlicher Aufopferung und hoffnungsfreudiger Begeisterung haben unsere Vorgänger allmählich die Schwierigkeiten überwunden, die ihnen die Natur ihrer Kranken, weit mehr aber der Unverstand und die Gleichgültigkeit der Massen sowie die Knappheit der für ihre Bestrebungen verfügbaren Mittel entgegenstellte. Welche Summe von Arbeit auf diesem Gebiete in einem Jahrhundert geleistet wurde, erhellt vielleicht am besten aus der Tatsache, daß im Jahre 1911 in Deutschland 187 öffentliche Irrenanstalten nebst 16 Universitätskliniken, 5 Abteilungen für Geisteskranke an Militärlazaretten, 11 Abteilungen an Strafanstalten, 225 Privatanstalten sowie 85 Heil- und Kuranstalten für Alkoholkranke, Nervöse und Entartete vorhanden waren. Die Zahl der in Anstalten untergebrachten Geisteskranken und Geistesschwachen betrug 143 410 Köpfe. Selbstverständlich konnte dieses großartige Ergebnis nicht ohne die tatkräftige Mitwirkung der Regierungen und Behörden erreicht werden. Nachdem es den Ärzten gelungen war, deren Aufmerksamkeit auf die Notwendigkeit der Irrenfürsorge zu lenken, haben sie miteinander gewetteifert, immer mustergültigere Einrichtungen ins Leben zu rufen. Besondere Erwähnung verdienen die Minister von Hardenberg und v. Nostiz und Jänkendorf, die mit als erste die große Aufgabe der Bekämpfung des Irreseins richtig erfaßten und ihre Lösung mit allen Mitteln förderten.

Jede neu begründete Irrenanstalt wurde eine reiche und stetig fließende Quelle der ärztlichen Erfahrung. So bildete sich allmählich ein Stamm fachmäßig geschulter Beobachter, ein irrenärztlicher Stand heraus, dessen Lebensaufgabe die Aufklärung der krankhaften Seelenzustände und die Auffindung von Mitteln zu ihrer Heilung wurde. Die Zahl der in Deutschland tätigen Irrenärzte betrug 1911 bereits 1376. Der erste Aufruf zu ihrem Zusammenschluß erging schon 1827 von Ennemoser und Ruer; der Verein Deutscher Irrenärzte, jetzt Deutscher Verein für Psychiatrie, geht in seinen Anfängen bis 1842 zurück und gewann festere Formen 1860 und namentlich 1864; er zählt heute etwa 700 Mitglieder.

In richtiger Würdigung der Aufgaben hat man bei uns in Deutschland sehr bald, zuerst anscheinend in Siegburg, den Arzt an die Spitze der Anstalt gestellt, und alle Einzelheiten des Betriebes seiner Leitung untergeordnet, obgleich noch Reil eine geteilte Herrschaft aus Oberaufseher, Arzt und Psychologen vorschlug, die durch keine äußere Rangordnung voneinander getrennt sein sollten. „Wenn in einer Wahnsinnigenanstalt irgendeine Heilung gelingen soll, so muß alles, außer der Ökonomie, unter der Direktion des wahrhaft psychologischen Arztes stehen", erklärt Haindorf, und Heinroth betont: „Der Arzt ist die Seele der Anstalt, und nach seinen Einsichten und Zwecken muß sich die ganze Einrichtung fügen." Er entwirft von ihm folgendes Bild: „Es ist nicht gerade nötig, daß er durch seine Gestalt, seine Stimme, seinen Blick imponiere; aber ein Vorzug ist es, wenn es geschieht. Auf jeden Fall muß er eine dauerhafte Gesundheit besitzen und körperliche Beschwerden, z. B. das Nachtaufstehen, ohne Nachteil ertragen können. Er muß furchtlos sein und keine Mühe scheuen, nicht hitzig und ungestüm und ebensowenig träge und verdrossen sein. Sein Geschäft muß ihn interessieren, einzig am Herzen liegen; er muß es mit Lust und Liebe treiben. Er muß einen festen, redlichen, menschenfreundlichen Charakter haben, nicht starrsinnig und nicht schwach, nicht rauh und barsch, noch weniger aber süßlich und weibisch sein; er muß Ernst und Milde gleich sehr in seiner Gewalt haben, weil beide nach Umständen gleich notwendig sind. Er muß als Mann von Wissenschaft und Kunst Arzt sein im vollen Sinne des Wortes, gebildet durch Studium, geübt durch Erfahrung. Er muß weder roher Empiriker noch leerer Spekulant sein. Er muß an der Natur hangen und im Geiste leben. Die Vernunft muß ihn beseelen, denn die Unvernunft ist es, die er zu bekämpfen hat. Er muß Welterfahrenheit haben und wissen, wie er die Menschen nach ihren individuellen Eigenschaften zu behandeln hat. Er muß endlich die psychische Heilmethode theoretisch und praktisch gründlich verstehen; nicht die eines Meisters, sondern die aller. Er muß beides, Prüfungs- und Beobachtungstalent besitzen; er muß, will er die psychische Heilkunde fördern, ein genialischer Kopf sein, nur kein schwärmerischer; das wahre Genie ist streng gesetzlich; aber auch kein bloß mechanischer."

Nicht geringere Anforderungen stellt Haindorf, der vom „Wahnsinnigen-Arzt" hohe und tiefe Humanität, Bildung des Geistes und Herzens durch Wissenschaft. Kunst und Welt, Energie des Charakters im Reden und Handeln, verbunden mit einem schönen und würdigen Äußeren verlangt. „Er muß mit dem sanften Charakter eines Weibes die Härte und Strenge des Mannes verbinden; in seinem Benehmen muß er Freundschaft, Liebe und Wohlwollen mit Strenge, Härte und Pünktlichkeit gehörig vermählen und immer durch ein humanes Betragen sich das Zutrauen der Kranken zu erwerben wissen". Schwungvoller drückt sich Leupoldt aus: „Ein Irrenarzt muß ein Faust sein oder vielmehr gewesen sein. Durch hohe und niedere Verhältnisse hindurchgegangen, mehr jedoch noch reich an inneren Seelenerfahrungen, dem niedrigen Menschenleben in der Pfütze und im Schlamme des Gemeinen wie dem hohen des edlen Genies nicht fremd, nicht ganz ohne eigene Erfahrung in einem trüben, falschen Mystizismus wie in seinem Gegenteile, der einseitig verständigen, seichten Selbstüberschätzung; erfahren in Stürmen der Leidenschaften wie der quälenden Zweifelsucht; kennend die Abgötterei der besinnungslosen Sinnenseligkeit wie der finsteren, ängstlichen Weltverleugnung, muß er, gleichwohl nicht zerrissenes Stück- und Flickwerk noch verflacht und abgestumpft, in goldner Mitte zwischen haltloser Verflatterung und erstarrter Pedanterei, ein tüchtiger, vielseitiger, ganzer, vernünftiger Mensch sein. Und doch auch ein tüchtiger Arzt."

Auch Oegg hat ein solches Vorbild gezeichnet. „Nebst einer besonderen Anlage und Neigung, mit solchen Kranken sich abzugeben, die angeboren sein muß und durch nichts erworben werden kann, muß der Arzt der Irren, ausgerüstet mit den nötigen Kenntnissen in der Philosophie, Psychologie und der gesamten Heilkunde, wozu ohnedies Gewandtheit im Umgang und tiefe Menschenkenntnis gehört, noch insbesondere Unerschrockenheit, Geistesgegenwart, Scharfsinn und Schnelligkeit im Auffassen der Gegenstände sowohl als vorzüglich im Entschließen besitzen, um jedes Ereignis, wie es für die Umstände und insbesondere den Plan der Behandlung am besten zusagt, benützen zu können; er muß Geduld und guten Willen haben, alles Unangenehme mit Gleichmut zu ertragen, mit Sanftmut und zarter Teilnahme den gehörigen Ernst und, wo es not tut, unerbittliche Strenge verbinden, um ja nicht zu viel, aber auch ja nicht zu wenig Nachsicht zu beweisen und dadurch das so nötige Ansehen und die geziemende Achtung, die ihm vor allem gebührt, nicht zu gefährden. Die Liebe zur Wissenschaft muß ihn ebensosehr als rege Teilnahme an dem Schicksale seiner Kranken in unverdrossener Tätigkeit erhalten; er muß einen unbescholtenen Charakter, Rechtschaffenheit, Gerechtigkeitsliebe und Selbstbeherrschung in einem solchen Grade besitzen, daß er nie durch die mannigfaltigen Verhältnisse, welche sich ihm darbieten, nur den geheimsten, unentdeckbarsten Unterschleif zu gestatten, sich zum Mißbrauche verleiten lasse, und er so als ein mächtig wirkendes Muster edler Aufopferung zum Wohle seiner Kranken seinen Untergebenen vorleuchte."

Gelang es, Männer zu finden, die diesen Vorbildern nachstrebten, so mußten sie wohl imstande sein, das verwickelte Werkzeug der Irrenanstalt derart auszugestalten, daß es in immer vollkommenerem Maße den Anforderungen der Heilkunde sich anpaßte. Wir dürfen es heute mit Stolz betonen, daß die Entwicklung des Anstaltswesens eine lange Reihe ganz hervorragender Persönlichkeiten, ausgezeichneter Ärzte, scharfsinniger Forscher, weitblickender, willenskräftiger Verwaltungsbeamter und selbstloser Menschenfreunde hervorgebracht hat. Das lag wohl daran, daß dem jungfräulichen Gebiete der Seelenheilkunde nur solche Männer sich zuzuwenden pflegten, die durch ihre besondere Befähigung dem entsagungsvollen Berufe zugeführt wurden. —

Als erste Frucht der neuen Entwicklung zeigte sich der Sieg der naturwissenschaftlichen Beobachtung über die philosophierende und moralisierende Betrachtungsweise. Den Männern, die in täglicher, enger Berührung mit den Kranken standen, konnten der gesetzmäßige Ablauf der Geistesstörungen, ihre nahen Beziehungen zu körperlichen Schäden, die durch sie bedingte Unterjochung und Zerstörung der gesunden Persönlichkeit nicht entgehen; zugleich führte sie das Eindringen in die unendliche Mannigfaltigkeit der Erlebnisse zu jener vorsichtigen Bewertung der Einzelerfahrung, die das Kennzeichen der naturwissenschaftlichen Forschung bildet. Wenn sich auch die schroffe Ausprägung, die Jacobi der Lehre der Somatiker gegeben hatte, auf die Dauer als unhaltbar erwies, so brach sich doch mit immer größerer Entschiedenheit die schon früher von zahlreichen Forschern geäußerte Überzeugung Bahn, daß wir im Irresein den Ausdruck krankhafter Hirnleistungen zu erkennen haben, seien sie nun durch fehlerhafte Anlage oder durch nachträglich einsetzende Störungen bedingt. Diese rein medizinische Auffassung der Geisteskrankheiten erhielt ihre heute noch gültige Form namentlich durch Griesinger, der wegen seiner hervorragenden Beteiligung an der Erneuerung der klinischen Medizin besonders berufen war, die in den Irrenanstalten zu sehr auf sich selbst angewiesene Seelenheilkunde in engere Beziehungen zu ihren Schwesterwissenschaften zu bringen. Griesinger betonte mit Nachdruck, daß die Geisteskrankheiten nur eine eigenartige Gruppe von Gehirnkrankheiten darstellen und nur aus diesem Zusammenhange heraus richtig verstanden werden können. Eine Reihe von seelischen Krankheitszeichen schienen ihm Vergleichspunkte mit gewissen Hirn- und Rückenmarksstörungen darzubieten, so die Moria mit der Paralysis agitans, die Manie mit der Epilepsie, der Blödsinn mit der allgemeinen Lähmung. Er forderte daher einen engen wissenschaftlichen Zusammenschluß der Psychiatrie mit der Nervenheilkunde, wie er freilich zunächst nur auf den Hochschulen erreicht werden konnte. Ähnliche Bahnen haben dann Meynert und Wernicke eingeschlagen, insofern sie aus dem Bau des Gehirns zu einem Verständnisse der Geisteskrankheiten zu gelangen und die bei der Beobachtung von

Hirnkranken gemachten Erfahrungen für die Psychiatrie nutzbar zu machen suchten.

Mit der Gründung von Irrenanstalten waren auch die Vorbedingungen für die Unterweisung jüngerer Ärzte in der Seelenheilkunde gegeben; es konnten sich Schulen herausbilden, und die von dem einzelnen Forscher auf seinem Gebiete erworbene Erfahrung ging nicht mehr mit ihm verloren. Wie es scheint, war Chiarugi in Florenz 1805 der erste, der psychiatrischen Unterricht erteilte; von Pinel wird das gleiche aus dem Jahre 1814 berichtet; dessen Nachfolger Esquirol hielt jedenfalls seit 1817 regelmäßige und viel besuchte Vorlesungen. Die ersten deutschen Professoren der Psychiatrie waren Horn, der in Berlin schon von 1806 an gelegentlich klinisch tätig gewesen zu sein scheint, und seit 1811 Heinroth in Leipzig. Nostiz bemerkt mißbilligend, daß die Professur der Musik, die man für eine wissenschaftliche Gesamtheit als unentbehrlich angesehen habe, früheren Ursprungs sei, als diejenige der psychischen Heilkunde. In Bayern reicht der psychiatrische Unterricht bis 1833 zurück, wo Marcus im Würzburger Juliusspital die ersten Vorlesungen hielt; Erlangen folgte 1849, München 1861, beide unter Solbrig. Viele Jahrzehnte hindurch war jedoch der klinische Unterricht in der Seelenheilkunde auf Krankenhausabteilungen oder solche Irrenanstalten angewiesen, die gerade in der Nähe von Universitätsstädten lagen. Wenn auch Leupoldt schon 1828 die Erwartung aussprach, „daß auch in bezug auf Psychiatrie bald eine so wünschenswerte Klinik zustandekommen werde“, ist doch erst 1878 in Heidelberg die erste selbständige deutsche psychiatrische Klinik erbaut worden, der dann eine lange Reihe nachgefolgt sind. Heute besitzen sämtliche deutsche medizinische Fakultäten ordentliche Professuren für Psychiatrie und vielfach auch vortreffliche, reich ausgestattete Unterrichtsanstalten; wir sind in diesem Punkte allen Völkern der Erde weit überlegen.

Leider hat sich bei dieser Entwicklung der Zusammenhang zwischen Kliniken und Irrenanstalten zu sehr gelockert. Die Kliniken, die vielfach dem anziehenden Gebiete der Nervenheilkunde einen breiten Spielraum gewährten, entfernten sich in ihren Zielen wie in ihrer Arbeitsweise von den Bedürfnissen der Anstaltspsychiatrie, und diese geriet wegen ihrer räumlichen Abgeschiedenheit, der Einförmigkeit ihrer Aufgaben und wegen mancher anderer ungünstiger Umstände in Gefahr, die enge Fühlung mit den Mittelpunkten des wissenschaftlichen Lebens zu verlieren. Es wird eine wichtige Zukunftsaufgabe beider Teile sein, die Nachteile, die der Fortentwicklung unserer Wissenschaft aus dieser Entfremdung drohen, nach Möglichkeit zu verhindern. Eine Prüfung aller angehenden Ärzte in der Psychiatrie findet in Deutschland erst seit 1904 statt, nachdem sie in Bayern schon 1861 eingeführt war.

Die reichere Sammlung von Erfahrungen und der Wunsch, sie anderen mitzuteilen, führte nicht nur zu einer immer lebhafteren Entwicklung der fachwissenschaftlichen Literatur überhaupt, sondern namentlich auch zur Abfassung von Lehrbüchern und zur Gründung von Zeitschriften. Die ersten deutschen Lehrbücher waren diejenigen von Haindorf (1811) und von Vering (1817); sehr bald aber entstand deren eine lange Reihe weiterer, von Heinroth, Neumann, Jacobi, Ideler, Friedreich, Blumröder, Bird, Kieser, Flemming, bis zu dem richtunggebenden Werke Griesingers, dem seither noch mehr als 30 zusammenfassende Darstellungen unserer Wissenschaft gefolgt sind. Die ersten psychiatrischen Zeitschriften, die Reil 1805 und 1808 ins Leben rief, wurden von Philosophen und Psychologen mitherausgegeben, und erst Nasses Zeitschrift für psychische Ärzte stellte sich auf einen mehr medizinischen Standpunkt, wenn auch in ihr nichtärztliche Anschauungen noch einen breiten Raum einnehmen. Seit 1844 erscheint die Allgemeine Zeitschrift für Psychiatrie. Heute verfügen wir allein in Deutschland über mehr als ein Dutzend Zeitschriften, die sich allgemein mit psychiatrischen Fragen oder mit einzelnen Teilgebieten der Seelenheilkunde beschäftigen. —

Als die nächste Aufgabe der sich entwickelnden jungen Wissenschaft mußte die Schilderung und gegenseitige Abgrenzung der Krankheitsformen erscheinen. Den großartigsten Anlauf in dieser Richtung bildete das 1844 erschienene Werk von Jacobi über die Tobsucht, das als erster Teil einer umfassenden Darstellung der einzelnen Formen des Irreseins auf Grund zahlreicher und sorgfältiger Krankenbeobachtungen gedacht ist. Wenn auch Esquirol schon vielfach ähnliche Ziele verfolgt hatte, so übertrifft doch das deutsche Werk an Planmäßigkeit, Gründlichkeit und Tatsachengehalt alle früheren Bestrebungen. Es kann als Vorbild gelten für die zum Heile der Wissenschaft sich immer kräftiger regenden Versuche, umgrenzte Erfahrungsgebiete unter möglichst genauer Anlehnung an die Natur in allen Einzelheiten zu durchforschen und darzustellen. Glänzende Leistungen dieser Art haben vor allem die französischen Kliniker aufzuweisen, denen die lange sich geradlinig fortsetzende Überlieferung der Pariser Schule, der reiche Beobachtungsstoff der Weltstadt, nicht weniger aber auch ihre feine Beobachtungsgabe, ihr scharfer Verstand sowie ihre klare Darstellungskunst zugute kamen. Namentlich die Lehre von der Paralyse, vom zirkulären Irresein, von den Geistesstörungen nach akuten Krankheiten, von der Hysterie, von der Paranoia und von den verschiedenen Formen des Entartungsirreseins ist von ihnen in hervorragendem Maße gefördert worden.

Bei uns in Deutschland kamen wir langsamer vorwärts. Auch hier hatte sich den Beobachtern die schon von Chiarugi, Esquirol und anderen betonte Tatsache aufgedrängt, daß im gleichen Krankheitsverlaufe ganz verschiedenartige Zustände aufeinander folgen können, wie sie die französischen Irrenärzte zur Aufstellung des zirkulären Irreseins geführt hatte. Auf die gleiche Erfahrung gründete Guislain seine Auffassung, daß die mannigfachen klinischen Krankheitsbilder Ausdrucksformen der allmählich immer weitere Gebiete in Mitleidenschaft ziehenden Ausgleichsbestrebungen gegenüber einer eingreifenden seelischen Schädigung darstellen. So komme es, daß sich zunächst unter der unmittelbaren Einwirkung des Reizes das Gefühl der Betrübnis, die Schwermut, einstelle, der dann als Reaktion des „Erhaltungsinstinktes“ Anfälle von Jähzorn und Wut, die „Tollheit“, folgen. Weitere Entlastungsbestrebungen seien dann die „sonderbaren Abweichungen in den Entschlüssen“, die Grillen, als Erscheinungen der „Narrheit“, die „Nervenspannungen“ in der Form der „Ekstase“, die Konvulsionen und endlich die falschen Vorstellungen, wie sie uns in der „Verrücktheit“ entweder als „betrübende“ oder als „tröstende“ Einbildung, als Verfolgungs- oder Größenwahn entgegentreten. Die Verschiedenheit der tatsächlichen Krankheitsbilder sollte wesentlich auf der Verschiedenheit der persönlichen Veranlagung beruhen, eine Ansicht, die Jacobi in ähnlicher Form bei der Schilderung der „Temperamente“ vertritt.

Wie es scheint, hat sich an diese Gedankengänge Guislains die später von Zeller aufgestellte, von Hagen übernommene und von Griesinger seiner Darstellung der Seelenheilkunde zugrunde gelegte Anschauung angelehnt, daß die klinischen Formen des Irreseins in der Hauptsache Verlaufsabschnitte darstellen, von denen die mit lebhafter Gemütserregung einhergehenden Bilder, die Schwermut, die Tobsucht und der Wahnsinn, als die ersten, heilbaren Stufen des Leidens betrachtet wurden, während die mehr selbständig hervortretenden Störungen des Denkens und Wollens, wie sie als Verrücktheit und Blödsinn bezeichnet wurden, den Übergang in unheilbare Schwächezustände bedeuten. Da alle diese Formen ohne scharfe Grenze ineinander übergehen, war die Benennung des Einzelfalles in weitem Umfange willkürlich. Die Beschäftigung mit diesen Fragen der Gruppierung erschien daher äußerst unbefriedigend. Noch Gudden hielt die Aufgabe der Aufstellung von seelischen Krankheitsformen und ihre Scheidung voneinander für unlösbar und setzte jedem Versuche, ihn auf diesem Gebiete zu einer Meinungsäußerung zu veranlassen, sein: „Ich weiß es nicht“ entgegen. Auch die Zeller-Griesingersche Lehre erwies sich als unhaltbar, als von Snell und Westphal festgestellt wurde, daß die Verrücktheit durchaus nicht immer den Ausgang einer mit Gemütserregung einhergehenden Geistesstörung darstelle, sondern auch „primär“, selbständig entstehen könne.

Was den Fortschritt auf diesem Gebiete so ungemein erschwerte, war der Umstand, daß alle Einteilungsversuche fast unfehlbar an den äußeren Erscheinungen des Irreseins hafteten und damit an der Unmöglichkeit scheiterten, die fortwährend schwankenden und ineinander übergehenden Bilder, wie sie die Krankenbeobachtung bietet, in abgegrenzte Rahmen einzufügen. Erst ganz allmählich sonderten sich aus dem Wirrwarr der nur durch ihre seelischen Zustände gekennzeichneten Krankheitsformen einzelne Gruppen aus, denen gemeinsame ursächliche Bedingungen zugrunde zu liegen schienen, die Fieberdelirien, über deren Zugehörigkeit zu den Geisteskrankheiten lange gestritten wurde, die alkoholischen Störungen, der Altersblödsinn, die angeborenen Schwächezustände. Weiterhin aber hob sich von der verschwommenen Masse der klinischen Bilder mit wachsender Bestimmtheit die progressive Paralyse ab, deren Eigenart von den französischen Ärzten bereits erkannt worden war, als Griesinger in ihr noch eine mehr gelegentliche Begleiterscheinung des Irreseins sehen zu müssen glaubte.

Was das Leiden kennzeichnete, war seine Verbindung mit den Erscheinungen einer Hirnerkrankung, namentlich aber der unerbittlich tödliche Ausgang. Schon Esquirol, der eine gute Beschreibung paralytischer Krankheitsbilder gibt, hatte die Beobachtung gemacht, daß die Erschwerung der Sprache ein tödliches Ende vorauszusagen gestattet, und die weiteren Forschungen hatten ergeben, daß wir es hier mit einem gesetzmäßig ablaufenden, von bestimmten Hirnveränderungen begleiteten Krankheitsvorgange zu tun haben. An dieses Beispiel knüpften die Bemühungen Kahlbaums an, Klarheit in die Gruppierung der Geistesstörungen zu bringen. Er war es, der zuerst mit größtem Nachdrucke die Notwendigkeit betonte, Zustandsbilder, vorübergehende Erscheinungsformen eines Leidens, und die ihnen zugrunde liegenden Krankheitsvorgänge auseinanderzuhalten. Jene ersteren wechseln bei einem und demselben Kranken oft in der mannigfaltigsten Weise, so daß jeder Versuch, aus ihnen ohne weiteres Schlüsse auf den eigentlichen Krankheitsvorgang zu ziehen, notwendig scheitern muß. Andererseits können gleiche oder doch ungemein ähnliche Zustandsbilder ganz verschiedenen Krankheiten angehören. Was zunächst über ihre tiefere Bedeutung entscheidet, ist der Verlauf und der Ausgang des Leidens, nach Umständen auch der Leichenbefund.

Auf Grund derartiger Erwägungen suchte Kahlbaum einen zweiten Krankheitsvorgang nach Art der Paralyse abzugrenzen, der ebenso eine Verbindung von seelischen Störungen mit körperlichen Begleiterscheinungen darstellen sollte: es war die Katatonie, deren Muskelspannungen er als Gegenstück der Lähmungen bei der Paralyse betrachtete. Wenn sich auch diese Auffassung nicht aufrechterhalten läßt, so hat sich doch gezeigt, daß der von Kahlbaum eingeschlagene Weg richtig war. Die sorgsame Verfolgung des Verlaufes und Ausgangs der Seelenstörungen, in einzelnen Fällen auch die Berücksichtigung des Leichenbefundes, dazu ein verfeinertes Verständnis der Ursachenlehre haben in der Tat dazu geführt, daß wir heute eine ganze Reihe von wirklichen Krankheitsformen auseinanderhalten, vielfach auch aus ihren Zustandsbildern erkennen können. Was die alten Ärzte wohl auch fühlten, aber nicht näher begründen konnten, das vermögen wir heute in lehrbaren Sätzen zusammenzufassen. Dadurch wird schon der Anfänger befähigt, in zahlreichen Fällen den weiteren Verlauf des Leidens wenigstens in allgemeinen Umrissen mit einer Sicherheit vorauszusagen, die früher dem Irrenarzte kaum am Ende einer jahrzehntelangen Erfahrung erreichbar war. Wohl sind wir auch jetzt noch fern von einer wirklichen Beherrschung dieser Fragen, aber es scheint doch, daß der Weg zum Ziele gefunden worden ist, und daß geduldige Arbeit uns ihm stetig näher bringen wird.

Allerdings ist mit dieser Erkenntnis auch ein gutes Teil der Zuversicht in die Wirksamkeit unseres ärztlichen Handelns geschwunden. Wir wissen, daß die Schicksale unserer Kranken in der Hauptsache schon mit der Entwicklung ihres Leidens entschieden sind. Wenn wir auch vielfach die Krankheitserscheinungen mildern und möglichst günstige Bedingungen für den Genesungsvorgang schaffen können, so vermögen wir doch nur ganz ausnahmsweise einmal entscheidend in den Verlauf des Leidens einzugreifen. Gerade weil wir so oft richtig vorhersagen können, was die Zukunft bringen wird, bleiben wir vor der Selbsttäuschung der älteren Ärzte bewahrt, die ihrem Handeln einen maßgebenden Einfluß auf den Ausgang des Irreseins zuschrieben.

Auf der anderen Seite war nunmehr der Weg zu einer allmählich sich vervollkommnenden wissenschaftlichen Beherrschung der dem Arzte sich tagtäglich darbietenden Beobachtungen eröffnet. Es stellte sich nämlich bei genauerer Durchforschung heraus, daß die verschiedenartigen Zustandsbilder, die wir im Verlaufe desselben Krankheitsvorganges miteinander wechseln sehen, doch schließlich gewisse kennzeichnende Züge tragen, die es ermöglichen, ihre innere Zusammengehörigkeit zu erfassen. Umgekehrt können zwar gewisse Zustandsbilder, die verschiedenen Krankheiten angehören, zeitweise einander sehr ähneln; sie sind jedoch wohl niemals vollkommen gleich. Ist erst einmal der Blick für die Auffassung jener allgemeinen Verwandtschaft und dieser feinen Unterschiede durch die Berücksichtigung der Verlaufsarten genügend geschärft, so treten Einzelheiten im Krankheitsbilde hervor, die bis dahin unbeachtet blieben.

Einen wesentlichen Anteil an diesen Fortschritten hat aber auch die Bereicherung unserer Untersuchungshilfsmittel. Ein tieferes Verständnis der einzelnen Seelenzustände, zu dessen Gewinnung der psychologische Versuch sehr wesentlich beigetragen hat, befähigt uns, unscheinbare, aber für die Deutung wesentliche Schattierungen im Verhalten der Kranken richtig zu werten, auch wo sich eine genauere Prüfung der inneren Vorgänge im Einzelfalle nicht durchführen läßt. Außerdem aber verfügen wir heute über eine ganze Reihe von Untersuchungsverfahren, die uns über die verschiedenen körperlichen Begleiterscheinungen des Irreseins Aufschlüsse zu geben vermögen. Alles, was uns die Schwesterwissenschaften über die Erkrankungen des Auges, des Ohrs, des Herzens, des Blutes, über die Prüfung der Pupillen, der Reflexe, des Blutdrucks, der Ausscheidungen usf. gelehrt haben, ermöglicht uns, ein genaues Urteil über den körperlichen Zustand unserer Kranken zu gewinnen. Besondere Bedeutung haben für unser Gebiet die Körperwägungen gewonnen, aus denen schon Chiarugi und Esquirol zutreffende Schlüsse auf den Ausgang des Irreseins zogen, und die für den heutigen Irrenarzt ein ganz unentbehrliches Hilfsmittel für die Beurteilung des Krankheitsverlaufes geworden sind. In einzelnen Fällen verdanken wir auch den Stoffwechseluntersuchungen wichtige Anhaltspunkte, in größtem Umfange aber der Aufdeckung jener Veränderungen, die Blut und Rückenmarksflüssigkeit unter dem Einflusse der Syphilis erleiden. —

Die klare Überzeugung, daß der Schlüssel zum Verständnis des Irreseins in den Zuständen des Gehirns zu suchen sei, hat schon früh die Aufmerksamkeit der Irrenärzte diesem Gebilde zugewendet. Neumann beginnt sein Buch über die Krankheiten des Vorstellungsvermögens mit einer Darstellung der vergleichenden Hirnanatomie; auch Haindorf benutzt sie als Ausgangspunkt seiner Betrachtungen. Meckel bemühte sich, das spezifische Gewicht des Hirnmarks bei Geistesgesunden und bei Irren zu bestimmen. Im übrigen waren bei der Leichenöffnung vielfach die einzig greifbaren Veränderungen stärkerer oder geringerer Blutreichtum, Blutungen, Gefäßverstopfungen; außerdem machten sich öfters schon am Lebenden die Zeichen vermehrter oder verminderter Blutzufuhr zum Kopfe bemerkbar. Die Annahme, daß eine Störung der Blutverteilung im Gehirn die Grundlage verschiedener Krankheitserscheinungen bilde, fand daher zahlreiche Anhänger, von Cox, Rush, Mayo in älterer Zeit bis zu Wolff, der aus der Form des Pulses die Heilungsaussichten der Geisteskranken erkennen zu können glaubte, und zu Meynert, der die Folge von Schwermut und Tobsucht bei demselben Kranken aus der wechselnden Blutzufuhr zu gewissen Hirnteilen unter dem Einflusse der Gefäßnerven zu erklären suchte. Bezeichnend für die große Bedeutung, die man diesen Fragen für unsere Wissenschaft beimaß, ist der Umstand, daß Grashey als Vorarbeit für Forschungen auf diesem Gebiete zunächst eine umfassende Untersuchung über die Wellenbewegung in elastischen Röhren durchführte.

Andere Forscher suchten die Psychiatrie im Anschlusse an Griesingers Anregungen durch eingehende Beschäftigung mit den gröberen Hirn- und Rückenmarkserkrankungen zu fördern, die leichter lösbare und lohnendere Aufgaben stellten. Westphal, Hitzig, Fürstner, vor allem aber Wernicke und seine Schüler, unter ihnen besonders Liepmann, haben sich in dieser Richtung verdient gemacht und der Seelenheilkunde eine Fülle von neuen Tatsachen und Erkenntnissen geliefert, die allerdings vorzugsweise auf die mit schwereren Hirnveränderungen einhergehenden Leiden Licht warfen, auf die Paralyse, das Irresein bei Gefäßerkrankungen, Hirnherden, Geschwülsten.

Es liegt sicherlich in der Schwierigkeit des Gegenstandes mit begründet, daß die Irrenärzte, wie die angeführten Beispiele zeigen, nicht selten auf gewissen Umwegen ihr Ziel zu erreichen suchten und auf Nachbargebieten mit besonderem Erfolge tätig waren. Am auffälligsten wird diese Tatsache bei der Betrachtung der Hirnanatomie, die gerade von Irrenärzten in hervorragendem Maße gefördert worden ist. Dies gilt vor allem von Meynert und Gudden, von denen der erstere uns mit dem feineren Aufbau der Hirnrinde bekannt machte und in die großen Zusammenhänge wie in die Bedeutung der einzelnen Hirnteile einzudringen suchte, während der letztere sich in seinem Entartungsverfahren ein Werkzeug von unerreichter Feinheit und Sicherheit schuf, das ihm gestattete, langsam, aber unbedingt zuverlässig und planmäßig die gegenseitige Abhängigkeit von Faserzügen und Zellengruppen in dem unsagbar verwickelten Wunderbau des Hirns aufzudecken. Seine Schüler, namentlich v. Monakow und Nissl, sind ihm auf diesem Wege gefolgt. Andererseits haben Wernicke und Obersteiner das Werk Meynerts fortgesetzt; letzterer konnte es durch die Errichtung einer großartigen Anstalt für Hirnforschung in Wien krönen. Leider ist zunächst die Ausbeute der hirnanatomischen Entdeckungen für die eigentliche Psychiatrie im ganzen geringer geblieben, als man vielleicht hätte hoffen dürfen. Gleichwohl hat man ihre Bedeutung immer so hoch bewertet, daß Männer auf Lehrstühle der Psychiatrie berufen wurden, deren Arbeit bis dahin ausschließlich der Physiologie oder der Anatomie des Gehirns gewidmet war. Das zeugt von dem lebhaften Bedürfnisse nach einer tieferen wissenschaftlichen Grundlegung, zugleich allerdings auch von einer merkwürdigen Unterschätzung der Arbeit am Krankenbett. —

Ein wesentliches Hindernis für die richtige Erkenntnis der seelischen Krankheitsvorgänge war bis in die neuere Zeit die unüberwindliche Schwierigkeit, die ihnen zugrunde liegenden feineren Hirnveränderungen aufzuklären. Ist doch gerade die Erhebung des Leichenbefundes auf den übrigen Gebieten der Heilwissenschaft ein mächtiger Hebel des Fortschritts geworden. Natürlich sind auch die älteren

Ärzte, unter ihnen namentlich Arnold, Esquirol, Guislain, Greding, eifrig bemüht gewesen, die Spuren der krankhaften Störungen nach dem Tode aufzufinden, aber diese Versuche mußten in der Hauptsache mißlingen, weil noch alle Voraussetzungen des Erfolges fehlten. „Ich habe von Dr. Gall das Gehirn wie ein Sacktuch ausbreiten gesehen," erklärt Müller, „ohne rücksichtlich auf Geisteskrankheiten etwas dabei gewonnen zu haben", und Cox meint, die Forschungsergebnisse der Anatomen könnten den Glauben veranlassen, das Gehirn habe mit dem Verstande wenig zu schaffen. Es klingt prophetisch, wenn Jacobi 1834, indem er die Mithilfe des „Psychologen" im Sinne Reils ablehnt, dennoch fortfährt: „Weit zweckmäßiger aber wäre es wohl gewesen, wenn er statt dessen einen tüchtigen Anatomen und Chemiker ex professo begehrt hätte, da der Direktor einer so großen Anstalt in der Tat schwerlich die Zeit finden wird, die sich darbietenden anatomischen Untersuchungen und chemischen Analysen jedesmal in dem nötigen Maße zu verfolgen, auch Talent und Übung ihm zu denselben oft fehlen dürften, während auf der anderen Seite nichts hindert, daß ein anderer diese Geschäfte unter seiner Leitung und nach seinen Ansichten besorgt." Noch viele Jahrzehnte sollten vergehen, bis dieser Wunsch Wirklichkeit wurde. Auch Blumröder weist darauf hin, welche mächtigen Bundesgenossen der pathologischen Anatomie das Mikroskop und die chemische Analyse sein könnten.

Was man damals auffinden konnte, waren Abweichungen an den Knochen des Schädels, an den Hirnhäuten, Gefäßerkrankungen, verschiedene Grade der Blutfüllung des Gehirns, Änderungen seines Gewichtes, Schrumpfungen und Quellungen, Erweiterung der Hirnhöhlen, gröbere Zerstörungen, Blutungen, Erweichungen, Eiterherde, Geschwülste, entzündliche Vorgänge. Weiterhin fanden die Ansammlung von Kalkkörnchen um die Zirbeldrüse, Blasenbildung in den Adergeflechten der Hirnhöhlen, Farbenabweichungen, Weichheit oder Härte des Hirngewebes besondere Beachtung. Ohne Zweifel wurden sehr häufig Leichenveränderungen als Ausdruck von Krankheitsvorgängen betrachtet, Blutaustritte, Verfärbungen, faulige Erweichungen. Chiarugi erwähnt, daß er beim Blödsinn mit Geschwätzigkeit, Verwirrtheit und Tobsucht häufig die Hirngefäße mit Luft angefüllt gefunden habe; Vering führt an, daß die Hirnhöhlen bald leer, bald mit Feuchtigkeit gefüllt seien.

Es ist unter diesen Umständen erklärlich, wenn der Versuch, das Irresein aus Leichenbefunden zu erklären, gewöhnlich zu einer gewissen Entmutigung führte. Knight, der im allgemeinen bei Geisteskranken „eine größere Anschwellung der Blutgefäße und eine reichlichere Blutergießung" beobachtet zu haben glaubt, erklärt doch, daß er in den Leichnamen Geisteskranker niemals eine Veränderung gesehen habe, die ihm nicht oft auch in denen Geistesgesunder vorgekommen sei. Die gleiche Ansicht äußern Esquirol und Jacobi. Auch Neumann weist darauf hin, daß man bei der Leichenöffnung sehr oft keine Spur von krankhafter Veränderung des Hirns aufzudecken vermöge, daß man aber zuweilen das ganze Gehirn in hohem Grade zerstört, krank, ja durch fremde Körper verletzt antreffe, ohne daß im Leben Spuren von geistiger Störung stattgefunden hätten, obgleich die Veränderung lange vor dem Tode bereits bestand. Zeller konnte daher noch 1848 den Satz aussprechen: „Fragen wir uns, ob überhaupt die neuesten Beobachtungen und Forschungen in dem Gebiete der pathologischen Anatomie für die tiefere Erkenntnis der Seelenstörungen so großes und helles Licht gebracht haben, wie das von vielen Seiten gerühmt wird, so müssen wir es wenigstens für unseren Teil verneinen." Gleichwohl haben schon die früheren Feststellungen zu einer der größten Entdeckungen auf unserem Gebiete geführt, zur Abgrenzung der progressiven Paralyse durch Bayle und Calmeil in den 20er Jahren des vorigen Jahrhunderts. Im übrigen aber tappte man vollständig im Dunkeln, wie die Versuche zeigen, die Menge des um die Zirbeldrüse angesammelten „Hirnsandes" oder die von Bergmann als hochbedeutsam beschriebenen feinen Fasergebilde an der Hirnhöhlenoberfläche, die „Chorden", mit den Krankheitserscheinungen in Beziehung zu setzen. Auch in den Veränderungen anderer Eingeweide, namentlich des Darms und der übrigen Unterleibsorgane, sowie in dem gegenseitigen Verhältnisse der einzelnen Teile zueinander hoffte man wichtige Grundlagen des Irreseins auffinden zu können.

Erst die mikroskopische Durchforschung des gesunden und kranken Gehirns konnte hier Wandel bringen. Wie eine Vorahnung klingt es, wenn schon Chiarugi schreibt, nachdem er zugegeben hat, daß man oft bei der genauesten Untersuchung des Gehirns bei Irren keine bemerkbare Veränderung finde: „Indes, wenn diese Veränderung nicht immer in die Sinne fällt, kann sie darum nicht vorhanden, und, obgleich gering, doch hinreichend sein, die Geistesverrichtungen zu stören?" Noch zu Guddens Zeit war jedoch von einem Einblicke in die Veränderungen der Hirngewebe bei Geisteskranken kaum die Rede. Der entscheidende Fortschritt wurde durch die Entwicklung der mikroskopischen Färbetechnik herbeigeführt, wie wir sie vor allem Nissl und Weigert verdanken. Dadurch, daß es mit fortschreitender Vollkommenheit gelang, die verschiedenartigen Gewebe, aus denen sich das Gehirn zusammensetzt, in ihren feinsten Eigentümlichkeiten und Veränderungen gesondert färberisch darzustellen und weiterhin auch die Mannigfaltigkeit der krankhaften Erzeugnisse zu kennzeichnen und voneinander abzugrenzen, wurden ungeahnte neue Arbeitsgebiete erschlossen. Durch die unermüdliche, zielbewußte Tätigkeit der beiden

Begründer dieser Forschungsrichtung, Nissls und Alzheimers, mit ihren zahlreichen Schülern konnten nun endlich die Grundlagen für ein medizinisches Verständnis der Krankheitsvorgänge gelegt werden, die das Irresein hervorbringen. Allerdings haben wir erst an einigen wenigen Punkten sicheren Boden unter den Füßen, und es kann zweifelhaft erscheinen, ob unsere jetzigen Hilfsmittel zur Lösung der vor uns liegenden Aufgaben ausreichen werden, aber der Anschluß an die entsprechenden Bestrebungen auf den übrigen Gebieten der Medizin ist doch vollkommen erreicht und damit die Möglichkeit wissenschaftlichen Zusammenarbeitens gewonnen worden, die ohne Zweifel für alle Teile fruchtbringend werden muß. Die allerwichtigsten Dienste hat für diese Fortschritte der Tierversuch geleistet, da er es ermöglicht, unter einfacheren Bedingungen so manche Krankheitsvorgänge nachzuahmen und in ihrem Verlaufe zu verfolgen, die uns beim Menschen in verwirrender Mischung und nur in bestimmten Entwicklungsstufen zugänglich sind.

Was wir zunächst von dieser Forscherarbeit erhoffen, ist ein Verständnis der feineren Krankheitsvorgänge in der Hirnrinde, die Kenntnis ihres Ablaufes, womöglich auch ihrer Entstehungsbedingungen, endlich ihre Abgrenzung voneinander. Aber damit ist die Aufgabe noch nicht erschöpft. Von wesentlichster Bedeutung für die Gestaltung der seelischen Störungen, die ein Krankheitsvorgang erzeugt, ist seine Ausbreitung im Gehirn, der Umfang und die Art der Gebiete, die er in Mitleidenschaft zieht. Wir können nicht daran zweifeln, daß die ungeheure Verwicklung des Hirnbaues, die Verbindung von zahllosen, nach Form, Eigenart und Anordnung verschiedenen Gebilden in innigster Beziehung zu der Unsumme von Einzelleistungen steht, aus denen sich die seelischen Vorgänge fortlaufend zusammensetzen. Unser letztes, leider noch in unerreichbarer Ferne liegendes Ziel wäre es, Zahl, Art und Bedeutung aller jener zu gemeinsamer Arbeit vereinigten Einzelteile der großen Hirnmaschine kennenzulernen und weiterhin aus den eingetretenen Störungen Schlüsse auf Sitz und Ausdehnung der krankhaften Veränderungen ziehen zu können, die sie verursacht haben.

Die Bemühungen, in dieser Richtung vorwärtszukommen, sind bekanntlich nicht neu. Man bewegte sich jedoch zunächst in vollkommen willkürlichen Annahmen. Wie Neumann anführt, verlegte Schellhammer den Verstand in den gestreiften Körper, die Urteilskraft aber und die Empfindung in den größten Umkreis der Hemisphären. Willis suchte die Einbildungskraft im Balken, die Leidenschaften im vorderen Paar der Vierhügel, die Instinkte in der Zirbeldrüse. Lancisi versetzte die Urteilskraft dahin; Glaser glaubte, im kleinen Gehirn wohne das Gedächtnis. „Man erachtet leicht,“ fügt Neumann hinzu, „daß zu allen diesen Annahmen die Gründe fehlen.“ Haindorf spricht das Rückenmark als den Sitz des „tierischen Selbstgefühls", das große Gehirn als denjenigen der einzelnen Seelenvermögen und das Kleinhirn als „Organ des konzentrierten Bewußtseins und des Gemütes" an, weil es die vielfachste und vollendetste Organisation, schärfste Gliederung, rundliche, daher höchst vollendete Form besitze und keinen Nerven abgebe, also in sich geschlossen sei.

Schröder van der Kolk hat Hinterhaupts- und Scheitellappen als Sitz der Gemütsbewegungen, das Stirnhirn als denjenigen des Verstandes bezeichnet. Blumröder erklärt das Kleinhirn als „Individualhirn (im Gegensatz zu dem Cerebrum als Gotthirn), als Tathirn, als Ahriman-, als Bluthirn (als blinden Treiber im Gegensatze zum Cerebrum als sehendem Richter)". Guislain suchte den Sitz der gemütlichen Vorgänge in der Schläfen- und Scheitelgegend. Allerlei willkürliche Beziehungen einzelner seelischer Leistungen zu seinen „Chordensystemen" hat Bergmann aufgestellt.

Die von Gall und Spurzheim begründete Schädellehre war dann im Anfange des vorigen Jahrhunderts dazu gelangt, auf der Hirnoberfläche eine ganze Reihe von Gebieten abzugrenzen, die der Sitz bestimmter Fähigkeiten des Menschen sein sollten. Das von Gall befolgte Verfahren bestand darin, daß er einerseits an Tiergehirnen die stärkere Entwicklung einzelner Gegenden in Beziehung zu gewissen hervorstechenden seelischen Eigenschaften brachte, andererseits die äußere Schädelform von Menschen mit besonderen Fähigkeiten, Neigungen oder Mängeln untersuchte und Vorwölbungen oder Einziehungen an dieser oder jener Stelle als den Ausdruck jener persönlichen Eigentümlichkeiten betrachtete. Die Einwendungen, die gegen dieses Verfahren erhoben werden müssen, liegen auf der Hand. Zunächst gibt die Oberfläche des Schädels durchaus kein Bild von derjenigen des Gehirns; ferner hat der ganz überwiegende Teil der Hirngebilde auf die obere Rundung der Halbkugeln gar keinen Einfluß. Weiterhin aber war die Feststellung von Zusammenhängen zwischen Hirnform und seelischen Eigenschaften überaus roh und willkürlich, und endlich waren die so auf das Hirn verteilten Fähigkeiten ganz beliebig herausgegriffen und zugleich so verwickelt, daß ihre Verlegung in ein eng umgrenztes Hirngebiet unmöglich erscheint.

Die weitere Forschung hat denn auch Galls Aufstellungen als Verirrungen betrachtet. Ja, eine Zeitlang wurde sogar der sicher richtige Grundgedanke einer Verknüpfung gewisser Leistungen mit bestimmten Hirnteilen verworfen, als Flourens auf Grund von Tierversuchen zu der Meinung gelangte, daß durch Zerstörungen nur allgemeine, nicht aber umschriebene Beeinträchtigungen des seelischen Verhaltens herbeigeführt werden könnten. Mit einem Schlage wurde dieser Satz widerlegt, als es Fritsch und Hitzig 1870 gelang, durch elektrische

Reizung bestimmter Punkte der Hirnoberfläche genau umgrenzte Zuckungen in einzelnen Muskelgruppen hervorzurufen. Wenn auch der Kampf für und gegen eine strengere Bindung der Hirnleistungen an umschriebene Hirnteile noch längere Zeit hin und her wogte, so darf er doch heute in der Hauptsache als in bejahendem Sinne entschieden gelten; freilich wird bei allen verwickelteren Vorgängen ein Zusammenwirken zahlreicher Einzelwerkzeuge angenommen werden müssen. Eine schwer ins Gewicht fallende Bestätigung für den Menschen hatte schon längst die Brocasche Lehre von dem Verluste der Sprache bei Zerstörung der dritten linken Stirnwindung geliefert, der sich Wernickes glänzende Entdeckung von dem Sitze des Sprachverständnisses in der oberen linken Schläfenwindung und, in Bestätigung der Munkschen Tierversuche, der Nachweis der Beziehungen zwischen Sehvermögen und bestimmten Gebieten der Hinterhauptsrinde auch beim Menschen anschlossen. Man gelangte so zu einer ähnlichen, nur wesentlich einfacheren, landkartenartigen Einteilung der Hirnoberfläche in einzelne Gebiete, in die man den Ursprung bestimmter Willensäußerungen oder Wahrnehmungen verlegte. Flechsig kam späterhin auf Grund entwicklungsgeschichtlicher Untersuchungen zur Abgrenzung einer großen Zahl von Rindenfeldern, von denen er einen Teil als Sinneszentren, die übrigen als Assoziationszentren bezeichnete.

Den hier erwähnten Versuchen, örtliche Ursprungsstätten bestimmter Seelentätigkeiten aufzufinden, ist die ungenügende Berücksichtigung des Baues der Hirnrinde gemeinsam. Schon Meynert hatte nicht nur die Gliederung dieses Gebildes in einzelne, übereinander gelagerte Schichten, sondern auch gewisse örtliche Verschiedenheiten dieser Schichtung beschrieben. Wenn daher, wie wir Ursache haben anzunehmen, den Abweichungen im Bau auch solche der Verrichtungen entsprechen, so kann die Hirnrinde keine Einheit bilden, wie es die landkartenartigen Einteilungen annehmen; wir haben uns die einzelnen Teilgebiete nicht nur nebeneinander, sondern auch übereinander gelagert und vielfach ineinander geschoben zu denken. Ihre stärkste Stütze findet diese Anschauung in den von Vogt und Brodmann zuerst im Neurobiologischen Institute durchgeführten Untersuchungen über die örtlichen Unterschiede im Bau der Hirnrinde. Sie haben gezeigt, daß dieser Träger unseres Seelenlebens sich aus einer großen Zahl schalenartiger Gebilde verschiedenen Baues und Umfangs zusammensetzt, deren Ausbreitung und gegenseitiges Verhältnis in der tierischen Entwicklungsreihe bedeutenden Schwankungen unterliegt. In ihnen haben wir, wie es scheint, die Werkzeuge für jene einfacheren seelischen Verrichtungen zu suchen, die bei jedem Bewußtseinsvorgange in wechselnder Weise zusammenwirken. Allerdings haben sich bisher nur für einige wenige dieser Gebilde Beziehungen zu bestimmten Leistungen aufdecken lassen. —

Verhältnismäßig wenig berührt von den Fortschritten der Wissenschaft blieb lange Zeit hindurch die Lehre von den Ursachen des Irreseins; namentlich wurde kein ernster Versuch gemacht, einen näheren Zusammenhang zwischen ihnen und bestimmten Formen des Leidens nachzuweisen. Die Schuld dafür lag zum Teil an der mangelhaften Abgrenzung der Krankheitsformen, die sich eben lediglich an die Zustandsbilder und nicht an die ihnen zugrunde liegenden Krankheitsvorgänge hielt. So kam es, daß selbst bei den Lehrgebäuden eines Meynert und Wernicke die Berücksichtigung der Krankheitsursachen ganz im Hintergrunde stand. Es sollte jedoch nicht bezweifelt werden, daß überall dort, wo wirklich ein ursächliches Verhältnis zwischen einer Schädigung und dem ausgebrochenen Irresein besteht, auch die Form dieses letzteren in kennzeichnender Weise mit bestimmt wird. Allerdings sind die ursächlichen Einflüsse oft nicht einfach und die Zusammenhänge daher schwer zu übersehen. Immerhin wird es anzustreben und auch nicht allzu selten erreichbar sein, daß wir aus der Art des Krankheitsbildes mit einer gewissen Wahrscheinlichkeit den Schluß auf die ursächliche Schädlichkeit zu ziehen lernen.

Den bisher größten Fortschritt in der Erkenntnis der Entstehungsbedingungen des Irreseins bildete die Entdeckung, daß die Paralyse aus der Syphilis entsteht. Anfangs von einzelnen Beobachtern vermutet, dann durch immer beweiskräftigere Erhebungen wahrscheinlich gemacht, ist in neuester Zeit der syphilitische Ursprung jener tödlichen Erkrankung durch den Nachweis der Wassermannschen Reaktion in Blut und Rückenmarksflüssigkeit und dann des inzwischen entdeckten Krankheitserregers in der Hirnmasse über allen Zweifel sichergestellt worden. Allerdings harrt auch jetzt noch die Frage nach der besonderen Art der ursächlichen Beziehungen ihrer Aufklärung, da es auch ganz andere, von der Paralyse wesentlich abweichende syphilitische Hirnerkrankungen gibt.

Das Licht, das durch die neuere Syphilisforschung und namentlich durch das unschätzbare Hilfsmittel der Wassermannschen Reaktion auf die Bedeutung der furchtbaren Volksseuche für die Psychiatrie gefallen ist, wird voraussichtlich noch weite Gebiete unserer Wissenschaft erhellen. Abgesehen davon, daß wir allmählich von der Häufigkeit unerkannter Ansteckungen bei unseren Kranken überhaupt eine Vorstellung gewinnen und manche bisher verkannte Fälle richtig zu deuten vermögen, dürfte vor allem das Gebiet der angeborenen und früh erworbenen Schwachsinnsformen bei geduldiger und verständnisvoller Durchforschung eine ungeahnte Ausdehnung syphilitischer Einflüsse ergeben. Ähnliches gilt wahrscheinlich auch für manche Formen minderwertiger Veranlagung, namentlich solcher mit sittlichen Mängeln. Die Aufdeckung dieser Schäden ist deswegen so sehr wichtig, weil mit ihrer

Erkennung auch die Möglichkeit ihrer Bekämpfung näher gerückt wird.

Noch eine zweite große Entdeckung auf dem Gebiete der Ursachenlehre hat uns die neuere Zeit gebracht. Wenn ihr auch vorerst nicht die Tragweite zukommt wie jener ersteren, so hat sie doch wissenschaftliche Ausblicke von vielleicht noch größerer Bedeutung für die Zukunft eröffnet. Es handelt sich um die hauptsächlich von Kocher zuerst klargestellten Beeinflussungen der körperlichen und seelischen Gesundheit durch die Schilddrüsentätigkeit. Übermäßige Absonderung des Schilddrüsensaftes einerseits, Versiegen desselben andererseits können schwere, ja tödliche Erkrankungen hervorrufen, die mit kennzeichnenden Erscheinungen einhergehen; jener entspricht die Basedowsche Krankheit, diesem beim Erwachsenen das Myxödem, beim Kinde der Kretinismus. Die bisweilen geradezu zauberhaften Erfolge der durch diese Erkenntnis ermöglichten Behandlung des Kretinismus geben die Hoffnung, daß es durch sie wie durch allgemeinere gesundheitfördernde Maßnahmen gelingen wird, die furchtbare Geißel der Alpenländer allmählich unschädlich zu machen. Weiterhin ist aber durch das Beispiel der Schilddrüse die Aufmerksamkeit der Forscher auf die Rolle gelenkt worden, die der langen Reihe der übrigen Blutdrüsen in unserem Körperhaushalte zukommt. Ja man kann sagen, daß unsere Anschauungen über das innere Getriebe des Körpers vielfach in entscheidender Weise durch jene Erfahrungen beeinflußt worden sind. Wenn auch die Zusammenhänge anderwärts weit weniger einfache zu sein scheinen, als bei der Schilddrüse, so sind doch schon zahlreiche Erfahrungen zutage gefördert worden, die sich für die Lehre von den Entwicklungsstörungen auch auf unserem Gebiete als fruchtbar erwiesen haben.

Ein nahe verwandtes Gebiet ist dasjenige der Stoffwechselstörungen, denen sicherlich bei manchen Formen des Irreseins eine erhebliche Bedeutung zukommt; dafür sprechen namentlich die sehr starken Schwankungen des Körpergewichts. Die Untersuchung der Harnbestandteile, auf die man sich lange beschränkte, hat sich jedoch als gänzlich unzulänglich erwiesen, um die mannigfachen Abweichungen im Körperhaushalte, die wir vermuten dürfen, unserem Verständnisse näher zu bringen. Dagegen erscheint es aussichtsreich, in größerem Maßstabe bei der Epilepsie, bei der Paralyse, beim manisch-depressiven Irresein, bei der Dementia praecox mit Hilfe der neuerdings zu großer Vollkommenheit gesteigerten Verfahren den gesamten Stoffwechsel in allen Einzelheiten genauer zu verfolgen; die wenigen bisher vorliegenden Versuche lassen günstige Ergebnisse erhoffen. Noch wertvollere Aufschlüsse kann uns vielleicht einmal die weit mehr in die Tiefe dringende serologische Forschungsarbeit liefern. Allerdings haben sich die hochgespannten

Erwartungen, die man an das Abderhaldensche Dialysierverfahren knüpfte, auf unserem Gebiete zunächst nicht verwirklicht. Es scheint aber doch, daß gerade im Verhalten des Blutes und der Zellsäfte der Schlüssel zum Verständnis vieler gesunder und krankhafter Lebensvorgänge gesucht werden darf, und daß es bei beharrlichem und verständigem Fortschreiten auf den hier sich öffnenden Wegen auch möglich sein wird, für unsere Wissenschaft Gewinn zu erzielen.

Gegenüber den großen Wandlungen, denen wir in der Lehre von den körperlichen Ursachen und Grundlagen des Irreseins begegnen, haben sich die Anschauungen über die Entstehung von Geistesstörungen durch seelische Einwirkungen nur wenig geändert. Allerdings hat die Einschätzung ihrer Bedeutung stark geschwankt. Während die alten Psychiker ihnen den größten Spielraum zugestanden, waren die Somatiker geneigt, sie als ganz nebensächlich zu betrachten. Die Volksanschauung hielt dagegen immer an der Wichtigkeit der psychischen Einflüsse für die Verursachung des Irreseins fest, und auch Griesinger erschienen sie im allgemeinen maßgebender, als die körperlichen Schädlichkeiten. Heute sind wir zu einer ziemlich klaren Abgrenzung gelangt. Wir wissen, daß sehr häufig die vermeintlichen seelischen Ursachen, die unglückliche Liebe, die Mißerfolge im Berufsleben, die Überarbeitung, nicht die Erkrankungen erzeugen, sondern aus ihnen hervorwachsen, und daß sie ferner oft nur den äußeren Anstoß zum Auftreten anderweitig schon vorbereiteter Störungen geben, endlich, daß ihre Wirkungen überhaupt in hohem Grade von der Veranlagung des Betroffenen abhängig sind. Ohne Zweifel gibt es aber eine genau gekennzeichnete Gruppe von Seelenstörungen, die lediglich durch psychische Ursachen, und zwar durch gemütliche Einflüsse, zustande kommen. Die wichtigsten unter ihnen sind die hysterischen Erkrankungen, in deren Wesen wir namentlich seit Charcot und Möbius genaueren Einblick gewonnen haben, ferner die durch die Unfallgesetzgebung erzeugte Unfallsneurose und die ihr durchaus wesensverwandte Kriegsneurose.

Eine vielfach entscheidende Rolle spielt in der Entstehungsgeschichte des Irreseins die ursprüngliche Veranlagung des Menschen, wie sie vor allem durch die Einflüsse der Vererbung bestimmt wird. Die ungünstige Bedeutung der erblichen Belastung ist von den Irrenärzten schon früh erkannt worden, ebenso die Tatsache, daß nicht nur ausgesprochene Geistesstörungen der Erzeuger, sondern auch allerlei andere Abweichungen, ferner Schädigungen, die sie treffen, für ihre Nachkommen verhängnisvoll werden können. Auch darüber war man bald im klaren, daß erbliche Einflüsse von früheren Geschlechtern fortwirken, und daß sie in Seitenlinien zum Ausdrucke kommen können. So entstand die unübersehbare Zahl von Erblichkeitsberechnungen bei Geisteskranken, in denen alles zusammengetragen wurde, was sich im einzelnen Falle an belastenden Umständen auffinden ließ. Man wird sich nicht wundern, daß die so gewonnenen Zahlenwerte je nach der Sorgfalt der Erhebungen und nach dem Gewichte, das den einzelnen Angaben beigelegt wurde, weit auseinanderwichen und nur ein sehr verschwommenes Bild von der verschiedenen Bedeutung lieferten, die der erblichen Anlage bei den einzelnen Formen des Irreseins zukommt. Bis in die neuere Zeit wurde dabei nicht einmal der Vergleich mit der erblichen Belastung Geistesgesunder angestellt, die, wie namentlich die Untersuchungen von Diem gezeigt haben, eigentlich nur hinsichtlich der elterlichen Erkrankungen wesentlich hinter derjenigen der Geisteskranken zurückbleibt. Schon dieser Umstand spricht dafür, daß in der Vererbungsreihe neben den ungünstigen auch sehr starke ausgleichende Einflüsse wirksam sein müssen, daß allgemein mit der weiteren Blutmischung eine fortschreitende Verdünnung der zweckwidrigen Anlagebestandteile eintritt, wenn sie nicht etwa dabei neue Nahrung finden. Damit schränkt sich die Lehre Morels wesentlich ein, die eine zunehmende erbliche Entartung der aufeinander folgenden Geschlechter beschrieb und namentlich auf die französische Psychiatrie großen Einfluß gewann. Sie führte hier zu den besonders von Magnan vertretenen Bestrebungen, die Geistesstörungen der Entarteten grundsätzlich denen der gesund Veranlagten gegenüberzustellen. Obgleich dabei die engen Beziehungen gewisser Formen des Irreseins zur erblichen Anlage in helles Licht gesetzt wurden, hat sich doch die schroffe Trennung jener beiden Gruppen als undurchführbar erwiesen.

Eine sehr wichtige Frage, die erst dann mit Erfolg bearbeitet werden konnte, als es gelungen war, eine Reihe wirklicher Krankheitsvorgänge näher kennenzulernen, ist diejenige nach dem Einflusse der Vererbung auf die besondere Form des Irreseins. Man war früher geneigt, in der erblichen Belastung nur ganz allgemein eine Verschlechterung der Anlage zu sehen, die sich in irgendeiner Weise beim Nachkommen geltend machen konnte. Die neueren Untersuchungen, unter denen diejenigen von Pilcz die umfassendsten sind, haben jedoch gezeigt, daß zweifellos nähere Beziehungen zwischen den Erbeinflüssen der Ahnen und den durch sie bedingten Krankheitszuständen der Nachkommen bestehen, wenn sie auch im einzelnen Falle wegen der vielfachen Durchkreuzung durch die verschiedenartigsten sonstigen Einwirkungen nicht immer durchsichtig sind. Zu berücksichtigen ist bei derartigen wie bei allen Untersuchungen über die Erblichkeit immer der erst in neuerer Zeit strenger beachtete Unterschied zwischen erblicher Belastung im engeren Sinne und Keimschädigung. Erstere bedeutet die Verschlechterung der Erbmasse durch die Zusammensetzung der Ahnenreihe, letztere dagegen die Beeinträchtigung der Keimanlage durch Schädlichkeiten, die einen der Erzeuger persönlich betroffen haben.

Ganz neue Fragestellungen sind der Lehre von der Vererbung bekanntlich aus den bahnbrechenden Untersuchungen Mendels erwachsen. Auch die Psychiatrie ist durch die Entdeckung der Vererbungsgesetze genötigt worden, ihre Forschungen auf diesem Gebiete unter veränderten und erweiterten Gesichtspunkten wiederaufzunehmen. Es ist die Aufgabe dieser in großem Maßstabe von Rüdin begonnenen Forschungen, die besonderen Gesetze aufzufinden, nach denen sich die Vererbung der verschiedenartigen Krankheitsanlagen beim Irresein vollzieht, dann aber womöglich aufzuklären, unter welchen Bedingungen erstmalig ein Krankheitskeim entsteht, der auf die Nachkommenschaft übertragbar ist. Wir müssen darauf gefaßt sein, daß die Beantwortung dieser wichtigen Fragen die fortlaufende, sorgfältige Verfolgung längerer Geschlechterreihen erfordern wird, und daß erst künftige Forscher die Frucht der Erhebungen ernten werden, die heute beginnen. Aber auch sie würden nicht ernten können, wenn niemand säen wollte. —

Wir stehen hier an der Grenze neuer Forschungsgebiete. Erst eine ferne Zukunft wird uns lehren können, wie aus dem Zusammenwirken der äußeren Lebensschädigungen und der Eigenart der von ihnen betroffenen Persönlichkeit die unabsehbare Mannigfaltigkeit der Krankheitserscheinungen hervorgeht. Vereinzelte Erfahrungen lassen uns schon ahnen, daß vor allem das Lebensalter, aber auch das Geschlecht, die Rasse, die Familienanlage für die besondere Gestaltung der Krankheitsbilder nicht gleichgültig sind. Eine vergleichende Psychiatrie, die imstande wäre, diesen Zusammenhängen nachzugehen und die bisherigen allgemeinen Eindrücke zu scharf umrissenen Erkenntnissen zu gestalten, würde unsere Einsicht in Wesen und Entstehungsbedingungen des Irreseins außerordentlich fördern. Einen weiteren Weg der Erkenntnis werden demographische Untersuchungen bilden, Forschungen über Vorgänge und Wandlungen im Volkskörper mit Hilfe planmäßiger Zählungen. Sie werden uns Aufschluß geben über die Ausdehnung der leichteren und schwereren Krankheitserscheinungen der Volksseele, vor allem jedoch über die immer noch offene, schicksalsschwere Grundfrage, ob wir mit einer fortschreitenden Zunahme solcher Störungen zu rechnen haben oder nicht. —

Den einschneidendsten Einfluß hatte die Ausbildung von Irrenärzten und die dadurch ermöglichte Entwicklung einer selbständigen Fachwissenschaft naturgemäß auf die Behandlung der Geisteskranken. Es wird berichtet, daß Pinel am 24. Mai 1798 im Bicêtre mit Erlaubnis der Nationalversammlung 49 Irren die Ketten abgenommen habe, ein Vorgang, der neuerdings in einem Bilde des Malers Robert-Fleury dargestellt worden ist. Wenn Lähr es auch wahrscheinlich gemacht hat, daß die Erzählung in dieser Form eine Erfindung darstellt, so gibt sie doch die allgemeine Tatsache wieder, daß es die Ärzte waren, die ihre

Kranken aus den Ketten befreiten. Es dauerte allerdings noch mehrere Jahrzehnte, bis dieser erste Schritt zu einer menschenwürdigeren Behandlung der Irren allgemein Nachfolger fand. Esquirol führt an, daß man ihm gelegentlich die zum Ersatze der Ketten empfohlenen Zwangsjacken aus den Anstalten zurückgesandt habe, weil erstere billiger seien. Mit den Ketten verschwanden allmählich die körperlichen Züchtigungen, wenn sie auch noch längere Zeit von manchen Irrenärzten als unentbehrliches Erziehungsmittel zur Bekämpfung übler Neigungen der Kranken betrachtet und angewendet wurden.

Abgelöst wurden die Ketten zunächst durch andersartige, weniger roh wirkende Zwangsmittel sowie durch die früher beschriebenen Marterwerkzeuge, durch die man das gestörte Seelenleben wieder in die richtigen Bahnen lenken zu können hoffte. Indessen schon nach wenigen Jahrzehnten war dieser Spuk zum größten Teile wieder aus den Irrenanstalten verschwunden, da man sich von seiner Nutzlosigkeit und Grausamkeit überzeugt hatte. Leuret empfahl allerdings noch 1834 die „Intimidation“ der Kranken, die Bekämpfung ihrer unangenehmen Gewohnheiten und auch ihrer Wahnvorstellungen durch planmäßiges Eingreifen mit kalten Duschen. Im allgemeinen aber wurde an der Anwendung des körperlichen Zwanges um diese Zeit wesentlich nur zum Schutze vor gefährlichen Handlungen der Kranken festgehalten.

Es ist das Verdienst englischer Irrenärzte, von Gardiner Hill, Charlesworth und namentlich von Conolly, auch der Beseitigung dieser Maßregel aus den Irrenanstalten die Bahn frei gemacht zu haben. Am 21. September 1839 wagte es Conolly, durch die Erfahrungen der beiden genannten Ärzte dazu ermutigt, in der großen Irrenanstalt Hanwell mit einem Schlage sämtliche Zwangsmittel zu entfernen. Der Versuch gelang glänzend, allerdings nur deswegen, wie Conolly nicht müde wird, zu betonen, weil zugleich ein völliger Umschwung in der ganzen Behandlung und Pflege der Kranken durchgeführt wurde. An die Stelle des körperlichen Zwanges, der eine rein äußerliche Unterdrückung der Krankheitsäußerungen bewirkte, mußten Maßregeln treten, die das Seelenleben der Kranken günstig beeinflußten, der Entwicklung übler Neigungen und Zufälle vorbeugten oder sie auf andere Weise unschädlich machten. Conolly fand diese Mittel in behaglicher Unterbringung der Kranken, sorgsamer Berücksichtigung ihrer Bedürfnisse, liebevoller Pflege, freundlichem Zuspruch, im Eingehen auf ihre persönliche Eigenart, in angemessener Beschäftigung und Zerstreuung. Er machte die Erfahrung, daß die Kranken nicht entfernt so gefährlich seien, wie sie früher erschienen waren, ja, daß eine ganze Reihe ihrer unangenehmen, störenden und bedenklichen Eigenschaften geradezu erst durch die Behandlung hervorgerufen worden war, die Krankheitsäußerungen gewaltsam zu unterdrücken suchte. Wie in der Fabel von dem Wettstreite zwischen Sonne und Wind um den Mantel des Wanderers gelang der wärmenden Sonne der Menschenliebe rasch, was dem rauhen Anstürmen der trotzigen Gewalt unmöglich gewesen war.

Es ist klar, daß diese Neuerung nicht ohne die tatkräftige, aufopfernde und verständnisvolle Mitwirkung des Wartpersonals durchgeführt werden konnte. Schon Heinroth forderte als Dienstleute der Irrenanstalt „gesunde, kräftige, furchtlose, gewandte Menschen, die nicht gefühllos sind, Diensteifer besitzen und so viel offenen Sinn haben, um teils die vielerlei kleinen Fertigkeiten und Kunstgriffe fassen und üben zu lernen, die zu der Behandlung von Seelengestörten gehören, teils sich in diese und ihre Eigenheiten selbst zu fügen. Sie dürfen weder auffahrend und wild noch phlegmatisch und träge sein, nicht verschlafen, keine Trunkenbolde; ihr Äußeres muß anständig und reinlich sein. Sie sind gewissermaßen die Vertrauten der Kranken und müssen daher auch das Vertrauen derselben, zugleich aber auch eine Art von Achtung durch freundliches, aber festes, besonnenes Betragen zu gewinnen suchen".

Somit ergab sich das zwingende Bedürfnis, diese überaus wichtigen Helfer zu der Lösung ihrer schwierigen Aufgaben immer tüchtiger zu machen, eine Arbeit, die bis auf den heutigen Tag die Irrenärzte mit wachsendem Erfolge beschäftigt. Vor allem war es nötig, durch angemessene Entlohnung geeignete Kräfte heranzuziehen und sie durch die Ermöglichung der Familiengründung, durch Altersversorgung, Versicherungen, Gewährung von ausreichender Erholung, behagliche Unterbringung an ihren Beruf zu fesseln. Wesentlich unterstützt wurden diese Bestrebungen durch den Umstand, daß im Laufe der Zeit aus den Irrenanstalten mehr und mehr jene schweren Übelstände und Gefahren verschwanden, die früher den Pflegedienst unerträglich gemacht hatten. Eine weitere Aufgabe war es, das Pflegepersonal durch Unterweisung, teilweise auch durch Schulen und Prüfungen, geistig und praktisch für seine Tätigkeit auszubilden. In neuerer Zeit konnte man, soweit die Pflege eine rein krankenhausmäßige geworden war, dazu übergehen, in weitem Umfange und mit bestem Erfolge Pflegerinnen auch für die männlichen Kranken heranzuziehen, während man vor 100 Jahren vielfach für die tobenden Frauen noch männliche Kräfte für notwendig hielt.

Man wird sich die Wandlung, die durch das allmähliche Verschwinden der Zwangsmittel aus den Irrenanstalten hervorgerufen wurde, kaum eingreifend genug vorstellen können. Mit ihnen verlor sich auch immer mehr die tief wurzelnde Neigung, die Irren für ihr Handeln in irgendeiner Form zu bestrafen. Alle den Kranken einschränkenden Maßregeln hatten nicht mehr den Zweck, ihm die Ungehörigkeit seines Handelns zu Gemüte zu führen, sondern lediglich, ihn und seine Umgebung vor Gefahren und Unzuträglichkeiten zu schützen. So wurden die Anstalten zu Stätten der größten **Freiheit**, in denen die Kranken nur so weit behindert werden, als es zu ihrem und ihrer Leidensgefährten Schutze gebieterisch erfordert wird. Auf das Verhalten der Insassen und auf den ganzen Geist der Anstalten übte diese Änderung des Standpunktes den allernachhaltigsten Einfluß. Die Kranken wurden ruhiger, zugänglicher, beeinflußbarer, gewannen Vertrauen zu ihrer Umgebung und empfanden wohltuend die Fürsorge, die ihnen ihre Leiden auf alle Weise zu erleichtern strebte; sie fügten sich daher auch leichter in die vom Arzte getroffenen Anordnungen. Der unablässige Kampf, den so viele Geisteskranke gegen die notwendige Entziehung der Freiheit und gegen ihre vermeintlichen Unterdrücker kämpfen, verlor wenigstens einen großen Teil seiner Erbitterung, seitdem ihm nicht durch körperliche Vergewaltigung und Strafmaßregeln neue Nahrung zugeführt wurde.

Trotz dieser augenscheinlichen Vorzüge vermochte die von Conolly eingeleitete Bewegung nur langsam durchzudringen, wohl hauptsächlich deswegen, weil erst allmählich die Vorbedingungen für die Ersetzung des Zwanges durch andere Einrichtungen geschaffen werden mußten. In Deutschland war Ludwig Meyer der erste, der 1862 entschlossen den Schritt zur Abschaffung der körperlichen Zwangsmittel tat. Aber der Kampf um diese Neuerung währte noch Jahrzehnte, bis sich endlich die Überzeugung allgemein durchrang, daß die Zwangsmaßregeln, abgesehen von ganz seltenen Ausnahmefällen, entbehrlich und deswegen verwerflich seien. Ich habe in den letzten 30 Jahren unter Zehntausenden von Kranken nur einen einzigen Fall erlebt, in dem ein verworrener und stark erregter Epileptiker wegen der Gefahr lebenbedrohender Blutungen einige Tage lang mit Tüchern im Bette festgebunden werden mußte.

Als Ersatz der Zwangsmittel empfahl Conolly bei schweren Erregungszuständen die Verbringung der Kranken in eine gepolsterte Zelle für kurze Zeit. Diese „Isolierung", die in milderer Form an die Absperrung der Kranken in „Blockhäusern", Käfigen und sonstigen Gelassen anknüpfte, gilt noch heute vielen Irrenärzten als unentbehrlich und ist es wohl auch tatsächlich, wo die Voraussetzungen für bessere Einrichtungen fehlen. Die erste Veredelung der ursprünglichen Irrenverließe stellte bei uns in Deutschland die von Autenrieth erdachte Palisadenzelle vor, in der Ofen und Fenster durch starke Holzstäbe vor den Angriffen des Kranken so geschützt waren, daß man ihm im übrigen Bewegungsfreiheit lassen konnte. Gerade diesen Umstand tadelte Heinroth; der Wille müsse beschränkt werden, weil sich in ihm die ganze Macht, das Wesen der Krankheit konzentriere. Späterhin hat man auch bei uns vielfach Polsterzellen eingeführt, die aber wegen der bei ihrer Beschmutzung sich einstellenden schweren Unzuträglichkeiten ganz allgemein wiederaufgegeben wurden. Dagegen verfügte jede Anstalt über eine größere oder geringere Zahl von Isolierzimmern, die im wesentlichen durch sorgfältige Sicherung der Fenster und Türen, Waschbarkeit des Bodens, der Wände und der Decke und das Fehlen aller Angriffspunkte für eine zerstörende oder ihn selbst irgendwie gefährdende Tätigkeit des Kranken gekennzeichnet sind. Selbstverständlich stellen sie unter solchen Umständen keine behaglichen Wohnräume dar, da, mit Ausnahme vielleicht eines feststehenden Nachtstuhls, alle Möbel ausgeschlossen sind. Als Bett dient meist ein abends hereingebrachter Strohsack nebst einer Decke, die öfters in starkes Segeltuch eingenäht sein muß; man hat sich aber auch schon genötigt gesehen, manche sehr zerstörungssüchtige Kranke einfach nackt mit etwas Stroh oder Seegras einzuschließen.

Die Isolierung hat zu einem fortgesetzten, harten Kampfe zwischen dem Erfindungsgeiste der Irrenärzte und Techniker einerseits, den beharrlichen krankhaften Trieben andererseits geführt. Letztere sind im allgemeinen Sieger geblieben. Es gibt kein Mittel, dem Drange der Kranken zum Zerstören, zur Selbstbeschädigung, zur Unsauberkeit in der Isolierung wirksam zu begegnen. Vielmehr hat sich herausgestellt, daß die Isolierung, abgesehen von anderen schweren Unzuträglichkeiten, jene bedenklichen Neigungen geradezu züchtet, daß durch sie die berüchtigten, gänzlich vertierten „Anstaltsartefakte“ entstehen, die der Schrecken jedes Irrenarztes sind. Allerdings bilden sich derartige Schäden erst nach länger dauernder Absperrung der Kranken heraus, aber die Anwendung dieses Mittels verführt außerordentlich leicht zu seiner Ausdehnung, deren Einschränkung rasch immer schwieriger wird. Man wird auch nicht verkennen dürfen, daß die Isolierung, von Ausnahmen abgesehen, die Krankheitserscheinungen nicht beseitigt, sondern nur verbirgt, dafür aber jede sorgfältige Überwachung und Pflege unmöglich macht, außerdem vielfach erst nach Bewältigung des widerstrebenden Kranken durchgeführt werden kann.

Es konnte unter diesen Umständen nicht fehlen, daß die Irrenärzte das Übel der Isolierung nach Möglichkeit einzudämmen suchten. Schließlich brach sich immer mehr das Bestreben Bahn, sie ganz zu beseitigen; namentlich W a t t e n b e r g, H e i l b r o n n e r und H o p p e sind nachdrücklich für die Durchführung einer „zellenlosen“ Behandlung eingetreten. Wir können heute nicht zweifeln, daß der Verzicht auf die Absperrung Geisteskranker möglich ist, und daß er einen gewaltigen Fortschritt in der Entwicklung der Irrenanstalten zu einfachen Krankenhäusern bedeutet. Ich habe seit 15 Jahren gänzlich von der Isolierung absehen können und glaube, daß sie auch in großen Anstalten vermeidbar sein würde, wenn alle Kranken von vornherein ohne sie behandelt worden wären. Allerdings ist ein solches Verfahren nur unter Voraussetzungen möglich, die erhebliche Kosten verursachen und daher nicht überall vorhanden sind; es erfordert vor allem genügende ärztliche Fürsorge, zahlreiches, gut geschultes Wartpersonal und reichlichen Platz in den Krankenabteilungen.

Einen bedeutsamen Fortschritt auf diesem Wege leitete die von Parchappe geforderte Einrichtung einer ständigen Überwachung und die zuerst von Guislain bei Melancholischen planmäßig geübte Bettbehandlung der frisch Erkrankten ein. Wenn anfangs nur für die körperlich Leidenden, die Siechen und Gelähmten eine krankenhausmäßige Pflege notwendig erschien, so ging man allmählich dazu über, eine immer wachsende Zahl von frisch Erkrankten in besonderen Abteilungen mit mehr oder weniger streng durchgeführter Bettlagerung

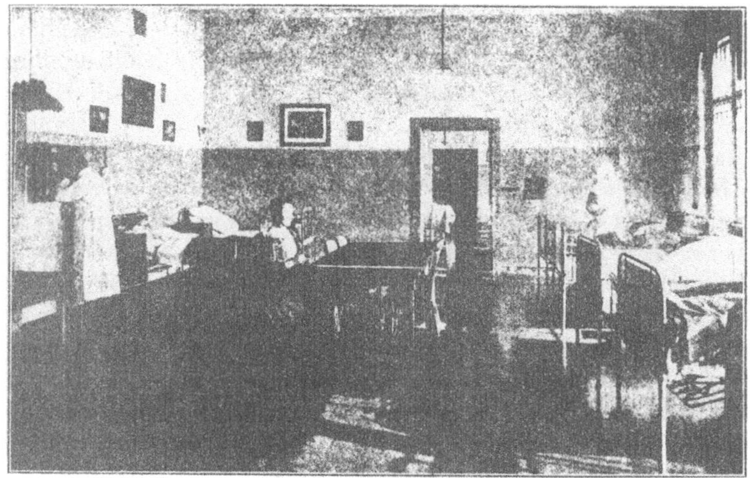

Bild 26 Wachsaal der Münchner psychiatrischen Klinik.

unterzubringen. Es stellte sich heraus, daß die auffallenderen Krankheitserscheinungen dadurch fast durchweg günstig beeinflußt wurden. Die Verstimmten fühlten sich freier; die Erregten beruhigten sich; die Widerstrebenden wurden zugänglicher; das Körpergewicht hob sich. Mit einleuchtender Klarheit zeigten diese Erfahrungen dem Arzte, daß auch das kranke Gehirn wie jeder andere leidende Teil unseres Körpers vor allem der Ruhe bedarf. Immer ruhiger und unauffälliger gestaltete sich das Verhalten der Kranken; immer mehr näherte sich das innere Leben der Irrenanstalt demjenigen eines gewöhnlichen Krankenhauses. Man sieht das deutlich, wenn man einen in Bild 26 wiedergegebenen Wachsaal unserer Klinik mit den alten Tobzellen vergleicht.

Dazu kam, daß die Bettbehandlung eine unvergleichlich bessere Überwachung und Pflege der Kranken ermöglichte. Mit einem verhältnismäßig geringen Aufwande an Personal konnte eine große Zahl von Kranken ununterbrochen Tag und Nacht beaufsichtigt werden. Infolgedessen wurden zahlreiche Unzuträglichkeiten, Störungen und Gefahren durch rechtzeitiges Eingreifen im Keime erstickt; Selbstbeschädigungen und Unglücksfälle wurden seltener; die Fürsorge für die Unreinlichen, Gebrechlichen und Nahrungsverweigerer ließ sich in ungleich vollkommenerer Weise durchführen. Diese großen Vorzüge der Bettbehandlung, für die sich vor allem Neisser nachdrücklich eingesetzt hat, haben ihr namentlich in Deutschland rasche Verbreitung gesichert, während man im Auslande nur zögernd gefolgt ist. Jede gute Anstalt verfügt heute bei uns über ausgedehnte Wachsäle, in denen nicht nur alle neu Eintretenden, sondern auch diejenigen älteren Insassen Ruhe und besondere Pflege finden, bei denen die Krankheitserscheinungen wiederaufflackern. In den vorzugsweise für frisch Erkrankte bestimmten Stadtasylen, wie in unserer Klinik, bildet die Bettbehandlung durchaus die Regel, die nur für die Genesenden und die chronisch Kranken außer Kraft gesetzt wird.

Hat schon durch die Bettbehandlung die Absperrung der Kranken eine bedeutende Einschränkung erfahren, so konnte ein weiterer Fortschritt in dieser Richtung durch ausgedehnte Anwendung von warmen Bädern, namentlich in der Form der Dauerbäder, erzielt werden. Schon die älteren Ärzte haben vielfach die beruhigende Wirkung dieses Mittels gepriesen; Brierre de Boismont setzte die Bäder in den 40er Jahren 6—14 Stunden lang fort und verband sie mit Begießungen. In neuerer Zeit hat besonders Scholz vielfach Kranke mit verlängerten Bädern behandelt, wobei er Deckel aus Segeltuch zu benutzen pflegte. Was der Ausdehnung dieses Verfahrens entgegenstand, war außer den Kosten namentlich die Furcht vor einer schwächenden Wirkung und vor plötzlichem Versagen des Herzens. Nachdem aber die Erfahrung der letzten Jahrzehnte gelehrt hat, daß die Dauerbäder, selbst wenn sie über viele Tage und Wochen fortgesetzt werden, mit seltenen Ausnahmen von den Kranken ausgezeichnet vertragen werden, gehören sie jetzt in Deutschland wohl allgemein zu den unentbehrlichen Hilfsmitteln der Behandlung. Ihr größter Vorzug ist es, daß sie bei mustergültigen Einrichtungen die Isolierung vollständig entbehrlich machen und damit eine dauernde, ununterbrochene Überwachung aller Kranken ermöglichen. Sie gestatten, jede ausbrechende Erregung sofort ebenso zweckmäßig wie schonend zu behandeln und die schweren Übel der Unsauberkeit wie der Zerstörungssucht auf ein Mindestmaß einzuschränken. Endlich bewahren sie Gebrechliche und Gelähmte vor der Gefahr eines Druckbrandes, der sich bei andauernder Bettlagerung unreinlicher Kranker sonst nur schwer vermeiden läßt. Bild 27 mag eine Vorstellung von der heutigen Einrichtung eines Raumes für Dauerbäder geben.

Wir dürfen uns indessen nicht verhehlen, daß uns die Überwindung vieler Schwierigkeiten, mit denen die älteren Ärzte hart zu kämpfen hatten, namentlich auch durch die chemische Industrie ermöglicht worden ist, die uns in den letzten Jahrzehnten eine lange Reihe früher unbekannter Schlaf- und Beruhigungsmittel verschafft hat. Das erste eigentliche Schlafmittel war das 1869 von Liebreich empfohlene Chloralhydrat; auch fast alle später aufgetauchten Arzneien von ähnlicher Wirkung wurden zuerst in Deutschland hergestellt und erprobt. Es ist richtig, daß wir derartige Mittel nur als Notbehelf betrachten sollen, und daß mit ihrer Anwendung auch so manche Gefahren

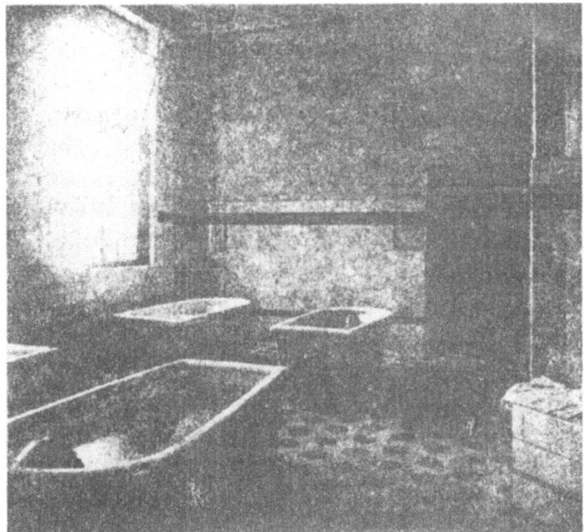

Bild 27. Baderaum der Münchner psychiatrischen Klinik.

verknüpft sind. Ebenso wahr ist es aber auch, daß sie für unzählige Kranke eine unermeßliche Wohltat sind, und daß sie wesentlich dazu beigetragen haben, den Sälen der Irrenanstalten die Ruhe des Krankenhauses zu geben und ihnen dadurch einen großen Teil der Schrecken zu nehmen, mit denen sie die Einbildungskraft der Laien vielfach noch heute umspinnt.

Endlich muß darauf hingewiesen werden, daß auch die allgemeinen Fortschritte der Heilwissenschaft selbstverständlich nach den verschiedensten Richtungen dazu beigetragen haben, die ärztliche Krankenfürsorge in den Irrenanstalten wesentlich zu verbessern. Abgesehen von den Vorbeugungsmaßnahmen gegen die sonst hier vielfach günstigen Boden findenden ansteckenden Krankheiten, von der wirksameren Behandlung körperlicher Leiden aller Art, namentlich den Erfolgen chirurgischer Eingriffe, sei hier nur auf die beiden Erfindungen der Pravazschen Spritze und der Magensonden aus Gummi hingewiesen, die eine große Bedeutung für die Behandlung unserer Kranken gewonnen haben. Beide machen uns nahezu völlig unabhängig von den krankhaften Widerständen gegen die Einnahme von Arzneien und gegen die Nahrungszufuhr, die für die älteren Ärzte oft unüberwindlich waren. So sind wir in zahlreichen Fällen befähigt, rasch und sicher Ruhe zu verschaffen und den Kräfteverfall aufzuhalten, wo früher eine wirksame Hilfe unmöglich erschien. —

Nur weniger Worte bedarf es, um anzudeuten, daß mit den geschilderten Umwälzungen im inneren Betriebe der Irrenanstalten auch ihr Aussehen, ja ihre ganze Bauart tiefgreifende Änderungen erfahren mußte. Die im Anfange des vorigen Jahrhunderts einsetzende Bewegung zur Trennung der Heilanstalten von den Pflegeanstalten führte ziemlich bald zu der namentlich von Damerow eifrig verfochtenen Forderung einer „relativen Verbindung" beider, einer räumlichen Angliederung der letzteren an die ersteren. Man erkannte, daß eine zuverlässige Entscheidung über die Heilbarkeit eines Falles vielfach nicht möglich war, daß sich in den Heilanstalten die Unheilbaren rasch anhäuften, und daß auch in den Pflegeanstalten gelegentlich unerwartete Heilungen zu verzeichnen waren. Dazu kam, daß manche Unheilbare sehr wertvolle, ja unentbehrliche Mitglieder des Anstaltslebens wurden, und daß die Überweisung eines Kranken aus der einen Anstalt in die andere für seine Angehörigen, bisweilen auch für ihn selbst, eine gewisse Grausamkeit bedeutete. Alle diese Gründe führten im Laufe der weiteren Entwicklung zu unserem heutigen Standpunkte, der die Kranken in den Anstalten nur nach ihrem Verhalten und ihren Bedürfnissen, nicht aber nach der Art und den Heilungsaussichten ihres Leidens sichtet.

Da aber die heilbaren Kranken naturgemäß nach einiger Zeit wieder ausscheiden, so müssen in allen abflußlosen Irrenanstalten Unheilbare die Hauptmasse der Kranken bilden. Damit tritt für die Behandlung ein neuer Gesichtspunkt immer mehr in den Vordergrund, die Sorge, die geschädigten seelischen Kräfte nach Möglichkeit zu erhalten und nutzbar zu machen. Das erfolgreiche Mittel zur Erreichung dieses Zweckes ist die Beschäftigung, wie sie schon von den alten Irrenärzten dringend empfohlen wurde. In der Reilschen Vorstellung, daß die Irrenanstalt einer Meierei ähneln solle, kommen diese Bestrebungen deutlich zum Ausdruck; sie wurden in Frankreich namentlich von Ferrus vertreten. So geschah es, daß man vielfach den Anstalten Werkstätten und Gärten, öfters aber auch Felder und Viehställe angliederte. An manchen Orten entstanden kleine Kolonien, in denen ruhige, arbeitsfähige Kranke bei regelmäßiger Tätigkeit einen bedeutenden Grad von Freiheit und Selbständigkeit genießen konnten.

Der günstige Einfluß solcher Einrichtungen auf die Kranken war augenscheinlich. Dennoch entbehrten alle diese Versuche noch der Planmäßigkeit. Den maßgebenden Fortschritt bedeutete die durch Köppe 1876 in die Wege geleitete Verbindung einer großen Irrenanstalt mit dem Rittergute Altscherbitz. Hier wurde zielbewußt der gesamte landwirtschaftliche Betrieb in den Vordergrund des Anstaltslebens gestellt und zugleich versucht, den Kranken das Höchstmaß von Freiheit zu gewähren, das mit ihrem Zustande irgend verträglich erschien. Dieser erste, ausgezeichnet gelungene, in größtem Maßstabe durchgeführte Versuch wurde das Vorbild für eine große Zahl ähnlicher, „kolonialer" Anstalten, namentlich in Deutschland. Wenn auch die Einrichtungen

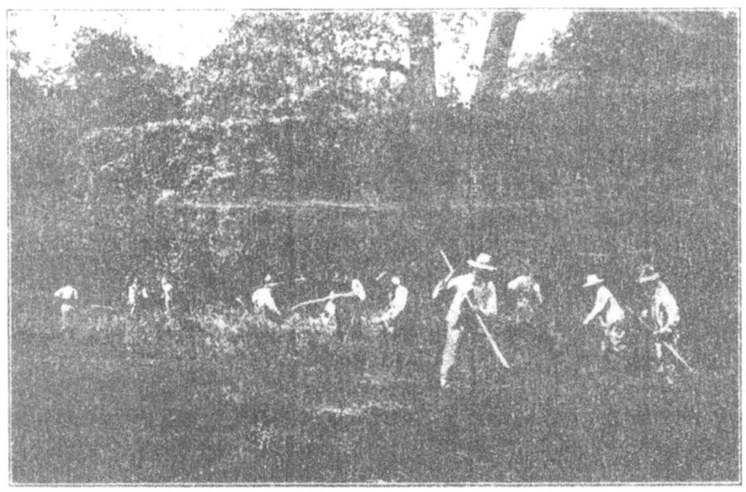

Bild 28. Arbeitende Kranke in Altscherbitz.

im einzelnen je nach der Eigenart der Bevölkerung etwas verschieden gestaltet werden müssen, so kann doch kein Zweifel darüber bestehen, daß die möglichst umfassende Beschäftigung aller irgend arbeitsfähigen Kranken mit gesunder Tätigkeit das wertvollste Hilfsmittel unserer Irrenpflege darstellt. Auf Bild 28 sehen wir Kranke in Altscherbitz eifrig mit der Heuernte beschäftigt.

Das Bestreben, den Kranken möglichste Bewegungsfreiheit und Gelegenheit zur Betätigung zu geben, führte naturgemäß zu einem Aufgeben der früheren gefängnis- oder kasernenartigen Anlage der Anstalten. Es kam zu einer Auflösung der Riesengebäude in zahlreiche, meist landhausähnliche Einzelbauten, deren innere Einrichtung den Bedürfnissen der verschiedenen Krankengruppen angepaßt war. So gewann die Irrenanstalt mit ihren unregelmäßig in Gärten und Parkanlagen zerstreuten, mannigfaltig gestalteten Häusern das Aussehen eines Gutes oder Dörfchens, um so mehr, als man hier und da bestehende alte Bauernhäuser zur Unterbringung einzelner Kranker mit benutzte. Man war dabei bemüht, nach Möglichkeit alles zu vermeiden, was an die besondere Eigenart der Anstalt erinnern könnte. Die früheren hohen Umfassungsmauern wurden durch einfache Zäune oder Hecken ersetzt, die Fenstergitter überall beseitigt, wo sie nicht unbedingt erforderlich waren; auch das Abschließen der Türen fiel fort, wo es die Art der Kranken irgend erlaubte, ihnen Freiheit des Verkehrs im Anstaltsgebiete zu gewähren. Daß auch bei der inneren Einrichtung der einzelnen Häuser immer mehr Rücksicht auf Behaglichkeit und Wohnlichkeit, ja auf künstlerische Ausstattung genommen wurde, bedarf kaum der Erwähnung.

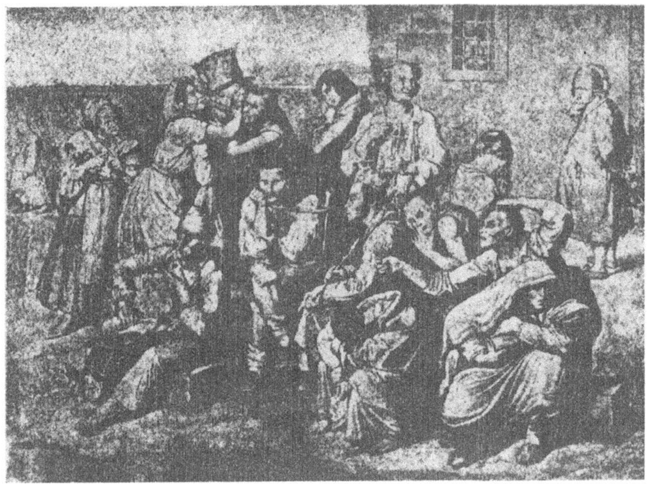

Bild 29. Kaulbachs Narrenhaus.

Ebenso soll nur kurz angedeutet werden, daß auch eine Menge von technischen Fortschritten dazu beigetragen haben, unsere heutigen Anstalten den alten Irrenhäusern so unähnlich wie möglich zu machen. Wir können es uns jetzt kaum noch vorstellen, wie es dort aussah, wo weder Wasserleitung im Hause noch Spülung in den Aborten und kein Dampfbetrieb in Wäsche und Küche bestand, wo mit Öllampen und Unschlittkerzen beleuchtet wurde und man die Öfen umgittern oder zu einer höchst unvollkommenen Luftheizung greifen mußte, wo die Sicherung der Fensterscheiben bei unruhigen Kranken wegen Mangels durchsichtigen dicken Glases durch Drahtgitter geschah, wo kein Haustelephon alle Räume jederzeit leicht miteinander in Verbindung brachte.

Die ganze Wandlung der Dinge im Laufe eines Jahrhunderts tritt uns deutlich vor Augen, wenn wir etwa die Entwicklung der Irrenfürsorge in München betrachten. Aus den alten „Narrenkeuchen" im Spitale zum Heiligen Geist mit ihren Ketten und Ringen gelangten die Geisteskranken 1801 in das für sie mit 25 Plätzen eingerichtete Giesinger Tollhaus, das bald sprichwörtlich als schlecht bekannt und so überfüllt war, daß die Kranken nicht einmal nach den Geschlechtern gehörig gesondert werden konnten. Hier mögen Zustände geherrscht haben, wie sie uns Kaulbach aus der alten Düsseldorfer Anstalt in den 20er Jahren so naturwahr geschildert hat (Bild 29). Von dem unfreundlichen Äußern zeugt Bild 30. Diese Verhältnisse führten 1859 zur Errichtung der in Bild 31 wiedergegebenen, später mehrfach erweiterten Kreisirrenanstalt in der Au unter Solbrigs, dann Guddens Leitung, die am 1. April 1860 166 Kranke beherbergte. Sie ist kasernenartig gebaut

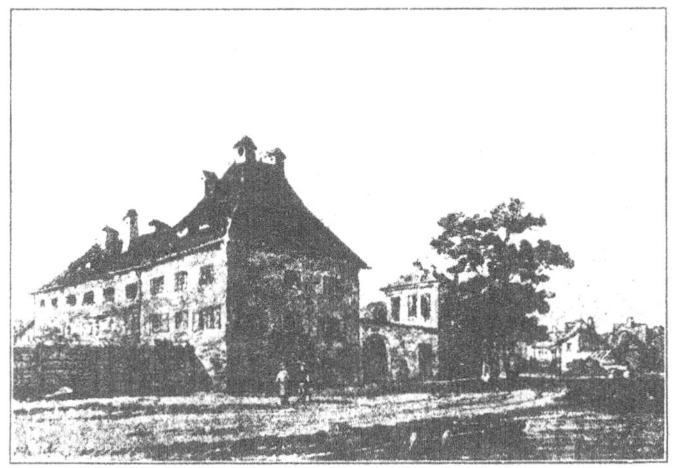

Bild 30. Die alte Giesinger Irrenanstalt in München.

und umschließt, wie der Grundriß in Bild 32 zeigt, auf jeder Geschlechtsseite zwei viereckig umbaute Gärten; die Zahl der verfügbaren Plätze stieg bis 1877 auf über 500. Als auch sie überfüllt war, schritt man zum Bau der kolonialen Anstalt Gabersee, die 1883 eröffnet werden konnte. Einen Blick in die dorfartige Hauptstraße mit einigen arbeitenden Kranken bietet Bild 33. Endlich wurde die alte Anstalt ganz aufgegeben. An ihre Stelle trat 1905 die große ländliche Anstalt Eglfing, der sich 1912, eng damit verbunden, die Anstalt Haar anschloß. Die dorfartig zerstreute Anordnung der Einzelbauten in ersterer zeigt der Grundplan Bild 34, während Bild 35 die Kirche und einige Gebäude von Haar wiedergibt. Die Gesamtzahl der in den drei jetzigen Anstalten Oberbayerns und in der 1904 errichteten Psychiatrischen Klinik untergebrachten Kranken betrug am 1. Januar 1917 2751 Kranke; sie ist also in 57 Jahren um 1657% gestiegen. —

Das letzte Glied in der Ausgestaltung der Irrenfürsorge ist die Familienpflege, die Unterbringung dazu geeigneter Kranker in eigener oder fremder Häuslichkeit unter ärztlicher Aufsicht. Das Vorbild für

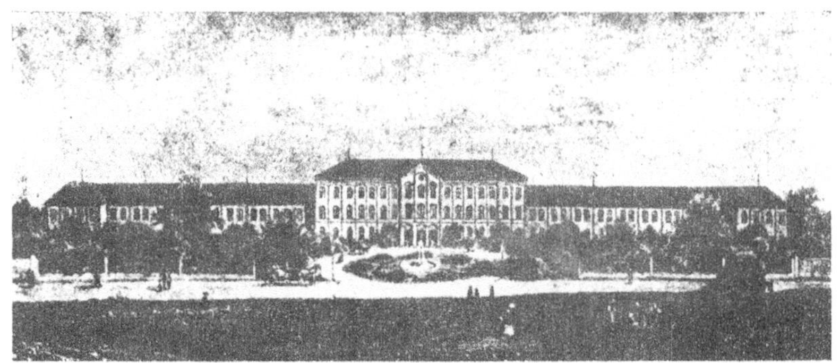

Bild 31. Die alte Kreisirrenanstalt in München.

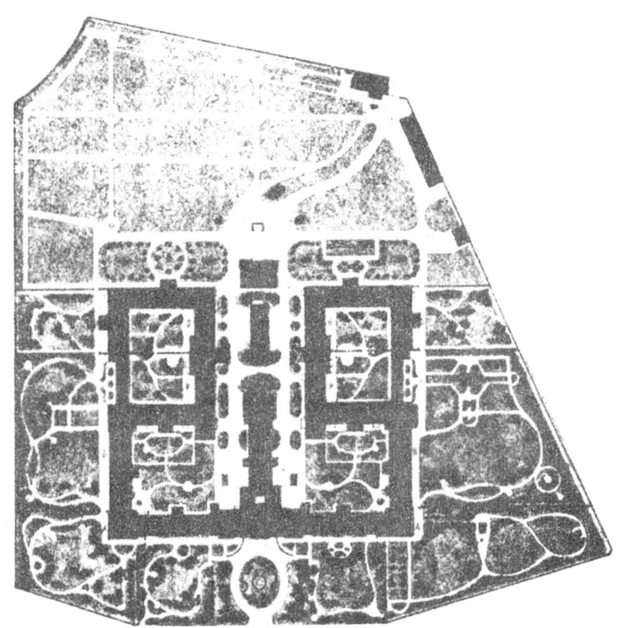

Bild 32. Grundriß der alten Kreisirrenanstalt in München.

diese Einrichtung gab bekanntlich die belgische Ortschaft Gheel, die seit Jahrhunderten eine Art Wallfahrtsort für Geisteskranke darstellte, in dem sie Heilung zu finden hofften. Dadurch kam es, daß eine Anzahl von Kranken bei den Bewohnern Unterkunft fand. Trotz vieler Übelstände hatte diese Verpflegungsform doch so viele gute

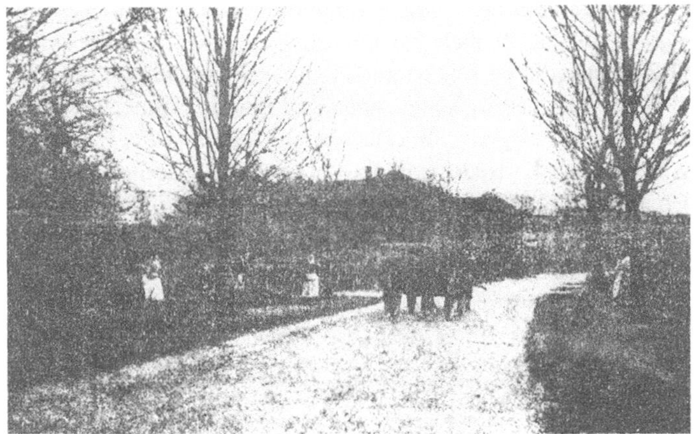

Bild 33. Straße in Gabersee mit arbeitenden Kranken.

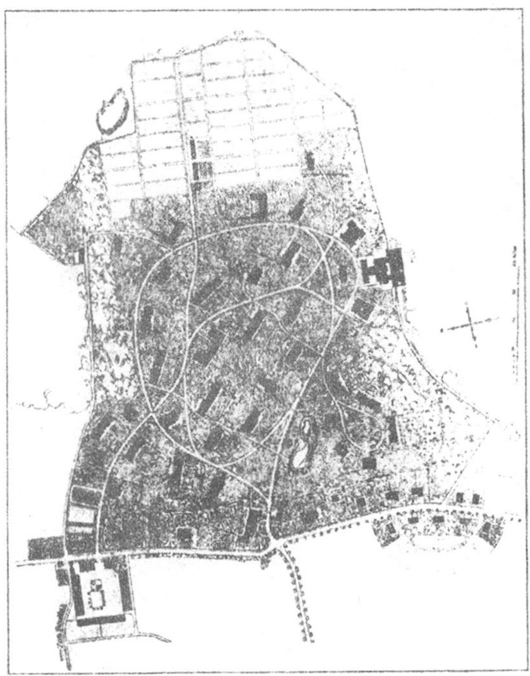

Bild 34. Grundriß der Kreisirrenanstalt in Eglfing.

Seiten, daß sie allmählich auch anderwärts nachgeahmt wurde. In Deutschland bestand sie seit mehr als hundert Jahren in Rockwinkel, gewann aber erst in den letzten Jahrzehnten weitere Ausdehnung, so daß sie nun an zahlreichen Stellen mit größerem oder geringerem

Erfolge durchgeführt ist. Wo die Bevölkerung sich für derartige Versuche eignet, ist die Zurückführung der Kranken in eine Familie, in der sie völlige Bewegungsfreiheit genießen, sich regelmäßig nutzbringend beschäftigen und gemütlichen Anschluß finden, ohne Zweifel der Anstaltsfürsorge überlegen. Voraussetzung bleibt dabei aber die sorgsame Auswahl der Kranken und eine zuverlässige ärztliche Überwachung.

Aber noch über die Entlassung aus der ärztlichen Behandlung hinaus reicht heute die Fürsorge für unsere Kranken. Seit vielen Jahrzehnten haben sich an zahlreichen Orten Hilfsvereine für die Entlassenen gebildet, von denen namentlich der von Ludwig in Heppenheim gegründete vorbildlich gewirkt hat. Ihre Aufgabe ist es, den Genesenen und

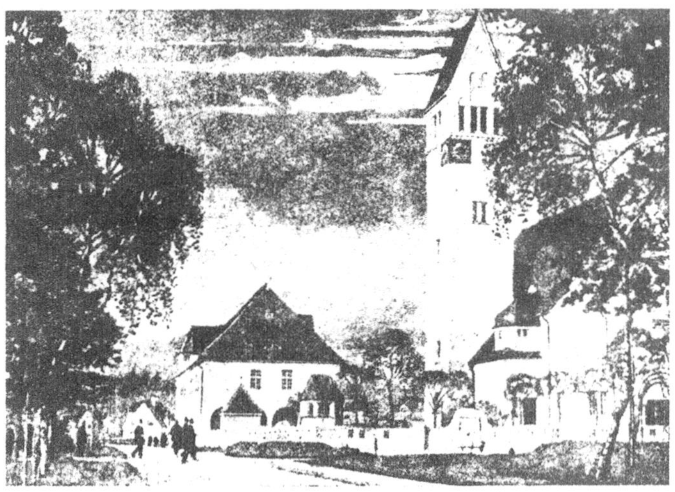

Bild 35. Einblick in die Kreisirrenanstalt Haar.

Gebesserten die Rückkehr in das Leben zu erleichtern, ihnen auch fernerhin mit Rat und Tat beizustehen und so die günstigen Wirkungen der Anstaltsbehandlung zu erhalten und zu festigen. Kaum weniger wichtig ist es aber, daß gerade die Tätigkeit dieser Hilfsvereine wesentlich dazu beigetragen hat, engere Beziehungen zwischen den Anstaltsärzten und der Bevölkerung zu knüpfen, die hartnäckig wurzelnden Vorurteile gegen die Anstalten allmählich abzuschwächen und weiteren Kreisen die Pflichten zum Bewußtsein zu bringen, die wir gegen unsere geistig erkrankten Mitmenschen zu erfüllen haben. In derselben Richtung hat die größere Zugänglichkeit der Irrenanstalten für die Außenwelt gewirkt, wie sie durch das Verschwinden der hohen Umfassungsmauern, die ländliche Beschäftigung der Kranken, die Gewährung größerer Verkehrsfreiheit, die weitherzige Zulassung von Besuchen gegeben ist. —

Vergleichen wir die Lage der Geisteskranken heute mit den Zuständen vor einem Jahrhundert, so liegt die ungeheure Wandlung, die sich hier vollzogen hat, klar vor Augen. In vollem Maße haben sich die Worte bewahrheitet, die Nostiz 1829 niederschrieb: „Erwägt man unparteiisch, wie viel in dem bezeichneten Zeitraume (dem letzten halben Jahrhundert), der für den Übergang zum Bessern immer nur als kurz anzusehen ist, dennoch in Schrift, Lehre und Tat bewirkt worden ist, dann steigert man die Erwartung nicht allzu hoch, wenn man von der immer vorschreitenden Psychiatrie, verbunden mit deren Benutzung in den Irrenanstalten, sich eine wesentliche Umgestaltung noch im Laufe des gegenwärtigen Jahrhunderts verspricht". Schritt für Schritt sind Vorurteile überwunden, Übelstände und Grausamkeiten beseitigt, neue Wege zur Linderung seelischer Leiden aufgefunden und betreten worden. Führerin bei dieser Entwicklung war überall die wachsende wissenschaftliche Erkenntnis des Wesens und der Entstehungsbedingungen des Irreseins, wie sie aus der steten fachärztlichen Beschäftigung mit dem Gegenstande und den allgemeinen Fortschritten der Heilkunde gewonnen wurde. Die rastlose Arbeit einer langen Reihe von Irrenärzten hat allmählich das traurige Los der Geisteskranken derart umgestaltet, daß wir heute auf diesem Gebiete eigentlich am Ziele unserer Bestrebungen angelangt sind. Sicherlich sind im einzelnen noch vielfache Mängel zu beseitigen und allerlei Verbesserungen anzustreben, aber es ist wohl keine Überhebung, wenn wir es aussprechen, daß grundsätzlich jetzt diejenigen Formen gefunden sind, in denen sich auch die Irrenfürsorge künftiger Zeiten bewegen dürfte.

Indessen, die Befriedigung über diese Erfolge ist nur allzu reichlich mit Wermut gemischt. Gerade wenn wir die mit außerordentlichen Opfern überall ins Leben gerufene, großartige Schöpfung unserer heutigen Irrenfürsorge ins Auge fassen, muß es uns schmerzlich berühren, daß sie trotz alledem nicht die Wünsche erfüllen kann, die sich an sie knüpfen. Wir dürfen es uns nicht verhehlen, daß bei weitem die meisten Kranken, die wir in unseren Anstalten unterbringen, nach unserer heutigen Kenntnis der Dinge von vornherein verloren sind, daß ihnen auch die beste Pflege ihre volle Gesundheit nicht wiederbringen kann. Wohl schafft unsere Fürsorge menschlich befriedigende Daseinsbedingungen für eine unübersehbare Schar von seelischen Krüppeln, die sonst dem Elende preisgegeben sein würden, aber sie dient nur in sehr beschränktem Umfange dem eigentlichen Heilzwecke. Eine Zusammenstellung, die Vocke auf meine Bitte über die am 1. Januar 1917 in Eglfing untergebrachten Kranken gemacht hat, liefert das dem Erfahrenen nicht unerwartete Ergebnis, daß von 1183 vorhandenen Fällen nicht weniger als 826, d. h. 70%, als voraussichtlich unheilbar angesehen werden müssen. Ist dabei auch zu berücksichtigen, daß die Geheilten natürlich immer ausscheiden, während die Unheilbaren sich anhäufen, so liegt es doch auf der Hand, daß eine noch so vollkommene Irrenfürsorge allein das namenlose Übel der Geisteskrankheiten nicht entscheidend zu mildern imstande ist.

Wir werden daher die Frage aufwerfen müssen, ob es denn andere Wege gibt, die bessere Erfolge versprechen. Sie läßt sich mit einem entschiedenen „Ja" beantworten. Vor allem bietet die Vorbeugung des Irreseins nicht ungünstige Aussichten, wenn sie auch heute nur da möglich ist, wo wir schon die Ursachen des Leidens genauer kennen und zu bekämpfen vermögen. Drei große Schäden gibt es, bei denen diese Vorbedingungen wenigstens grundsätzlich gegeben sind, die erbliche Entartung, den Alkoholmißbrauch und die Syphilis. Sie erzeugen auch bei allervorsichtigster Schätzung mindestens ein Drittel der Geistesstörungen, die in unserer Klinik zur Behandlung kommen. Daneben können wir dann noch den Morphinismus und Kokainismus sowie die traumatische Neurose nennen, die ebenfalls unserem vorbeugendem Eingreifen zugänglich sind. Ein unumschränkter Herrscher, der, geleitet von unserem heutigen Wissen, rücksichtslos in die Lebensgewohnheiten der Menschen einzugreifen vermöchte, würde im Laufe weniger Jahrzehnte bestimmt eine entsprechende Abnahme des Irreseins erreichen können. Wir dürfen indessen auch wohl noch weitergehende Hoffnungen hegen. Das Wesen der meisten Geistesstörungen liegt zur Zeit in tiefem Dunkel. Niemand wird aber bei einer so jungen Wissenschaft die Möglichkeit bestreiten wollen, daß uns die fortschreitende Forschung auch neue Erkenntnisse bringen wird, wie wir es namentlich auf dem Gebiete der durch die Syphilis erzeugten Erkrankungen in so überraschender Weise erlebt haben. Es wäre denkbar, daß wir noch bei manchen weiteren Formen des Irreseins Ursachen aufzudecken vermöchten, die unseren vorbeugenden Maßregeln Angriffspunkte bieten, ja, daß vielleicht auch einmal Heilerfolge erzielt werden könnten, für deren Richtung uns jetzt noch jeder Anhalt fehlt, ähnlich wie es beim Kretinismus vor der Entdeckung der Schilddrüsenbehandlung der Fall war.

Wenn aber jemals solche Fortschritte erreichbar sein sollen, so kann uns dazu nur die wissenschaftliche Forschung verhelfen. Wie sie in der Vergangenheit die Schrittmacherin des ärztlichen Handelns gewesen ist, so werden von ihrer Arbeit auch unsere zukünftigen Erfolge wesentlich abhängen. Sie ist nicht, wie man vielleicht denken könnte, eine schätzenswerte Liebhaberei erleuchteter Geister, sondern die Grundbedingung jeder weiteren Entwicklung. Auf das eindringlichste hat uns der gewaltige Krieg, den wir durchleben, gelehrt, welche siegreichen Waffen gegen eine Welt von Feinden uns die Wissenschaft zu schmieden vermochte — sollte es anders sein, wo es den Kampf gegen einen inneren Feind gilt, der die Grundlagen unseres Daseins zu zerstören trachtet? Schon **Hardenberg** sagte in einer Verfügung vom 16. Februar 1805: „Es ist Pflicht des Staates, sowohl zum Besten der Unglücklichen, deren Verstand zerrüttet ist, an sich, als auch zur Erweiterung der Wissenschaft überhaupt, alle Anstalten zu treffen, welche zum Zwecke führen können. Nur durch fortgesetzte Bemühungen, den Zweck möglichst zu erreichen, wird es gelingen, diesem wichtigen und schwierigen Teil der Medizin diejenige Vollkommenheit zu geben, der für solche zum Besten der leidenden Menschheit zu wünschen ist, und der sich beinahe nur durch solche Institute erreichen läßt, wo alle Umstände herbeigeführt werden können, auf eine gründliche Theorie gestützte Erfahrungen zu machen und solche zur Erweiterung der Wissenschaft wieder zu benutzen."

Wer den heutigen Stand unserer Wissenschaft kennt, wird darüber klar sein, daß ihre weitere Entwicklung wesentlich andere Einrichtungen erfordert, als wir sie zur Zeit besitzen. Die Eigenart der Seelenheilkunde bringt es mit sich, daß zur Bearbeitung ihrer immer neu auftauchenden Fragestellungen eine ganze Reihe von Teil- und Hilfswissenschaften zusammenwirken müssen, außer der Beobachtung am Krankenbette die Durchforschung des gesunden und kranken Gehirns in seinen feinsten Einzelheiten, die Seelenkunde, die Vererbungs- und Entartungslehre, die Chemie des Stoffwechsels, die Serologie. Die Beherrschung jedes einzelnen dieser Gebiete erfordert aber besonders ausgebildete Fachgelehrte, wie sie nur in kleiner Zahl zur Verfügung stehen und bei den ungünstigen äußeren Bedingungen heute kaum ein Feld der Betätigung finden. Diese Erwägungen zeigen deutlich, daß nur eine **planmäßige Förderung der wissenschaftlichen Forschung mit großen Mitteln** uns dem erstrebten Ziele näher bringen kann. Wir dürfen es daher mit Freude und Stolz begrüßen, daß es bei uns in Deutschland möglich war, inmitten des wütenden Weltkrieges den ersten Schritt zur Errichtung einer Forschungsanstalt zu tun, deren Aufgabe die Klärung des Wesens der Geistesstörungen und die Auffindung von Mitteln zu ihrer Verhütung, Linderung und Heilung sein wird. Allen denen, die zum Gelingen dieses großen Werkes beigetragen haben, vor allem Seiner Majestät unserem Könige und den hochherzigen Stiftern, gebührt heute unser wärmster Dank. Weit mehr aber, als alles, was wir heute zu sagen vermöchten, wird sie die Hoffnung belohnen, daß nunmehr die Bedingungen geschaffen werden sollen, um auf neuen Wegen an der Bekämpfung der schwersten Leiden weiterzuarbeiten, die den Menschen treffen können.

Allerdings stehen wir erst am Anfange dessen, was wir erstreben. Ganz abgesehen davon, daß auch im besten Falle die Früchte wissenschaftlicher Tätigkeit nur sehr, sehr langsam zu reifen pflegen, und gerade auf unserem Gebiete an rasche, blendende Erfolge nicht zu denken ist, bildet auch die Beschaffung der für eine selbständige Ausgestaltung der Forschungsanstalt erforderlichen, sehr bedeutenden Mittel noch eine Frage der Zukunft. Wir glauben ihrer Lösung zuversichtlichen Mutes entgegensehen zu dürfen. Die Kosten, die unsere heutige Irrenfürsorge verschlingt, sind so ungemein hohe, daß alle Bestrebungen, die deren Verminderung möglich erscheinen lassen, unbedingt allseitige Unterstützung finden müssen. Nach einer Aufstellung, deren Grundzahlen ich Vocke verdanke, würde der Betrieb einer groß angelegten Forschungsanstalt mit einem Jahresbedarf von 200 000 Mark nur etwa $^1/_{10}$% der Jahressumme von 200 Millionen erfordern, die in Deutschland für das Anstaltswesen ausgegeben wird. Gelänge es daher den Arbeiten der Forschungsanstalt nur, von je 1000 Krankheitsfällen einen einzigen zu verhüten oder von 1000 Anstaltsinsassen jährlich einen einzigen so weit zu fördern, daß er dem Leben in der Freiheit zurückgegeben werden könnte, so wäre der Aufwand für die wissenschaftliche Arbeit schon gedeckt. Sollte sich das deutsche Volk derartigen Erwägungen verschließen können? Mir scheint, wir dürfen uns hier auf die Worte berufen, mit denen Müller 1824 die Zweifel zurückweist, daß die Besserung der Lage der Irren an der Unmöglichkeit scheitern könnte, dafür Mittel herbeizuschaffen. „Es leben ja in der Gotteswelt", sagt er, „noch so viele ehe- und kinderlose Menschen, in deren Kisten reichlicher Segen des Himmels ruht, bei denen der Wohltätigkeitssinn nicht erstorben ist, sondern nur schlummert, geweckt und zum schönen, heiligen Zwecke geleitet werden muß. Und welcher Zweck könnte wohl heiliger sein, als der, für seinen an einem Gebrechen leidenden Mitbruder zu sorgen, welches in der Menschheit selbst gegründet ist, dem wir also alle mehr als jedem andern offen liegen, und das wir weder durch Verstand noch durch Rang und Vermögen abhalten könnten?"

Geschichtliche Darstellungen.

1. Bumm, Zur Geschichte der panoptischen Irrenanstalten. 1896.
2. Damerow, Allgem. Zeitschr. f. Psych. **1**, 1. 1844. (Überblick über den Stand des Irrenwesens in allen Ländern der Erde.)
3. Friedreich, Versuch einer Literärgeschichte der Pathologie und Therapie der psychischen Krankheiten von den ältesten Zeiten bis zum 19. Jahrhundert. 1830.
4. — Historisch-kritische Darstellung der Theorien über das Wesen und den Sitz der psychischen Krankheiten. 1836.
5. Gaupp, Die Entwicklung der Psychiatrie im 19. Jahrhundert. Zeitschr. f. pädag. Psychologie u. Pathol. **2**. 1900.
6. Häser, Lehrbuch der Geschichte der Medizin und der epidemischen Krankheiten. 3. Auflage. **2**, 1027. 1881.
7. Hirsch, Geschichte der medizinischen Wissenschaften in Deutschland **623**. 1893.
8. Isensee, Geschichte der Medizin **4**, 1211. 1845.

9. Kirchhoff, Grundriß einer Geschichte der deutschen Irrenpflege. 1890.
10. — Geschichte der Psychiatrie in Aschaffenburgs Handbuch der Psychiatrie. 1912. (Hier weitere Literaturangaben.)
11. Kraus, Die Irrenbehandlung und Irrenpflege vor 50 Jahren in Bayern und deren Fortschritte bis in die Gegenwart. 1888.
12. Lähr, Gedenktage der Psychiatrie aller Länder. 1885.
13. — Zur Geschichte der Psychiatrie in der zweiten Hälfte des vorigen Jahrhunderts. Allgem. Zeitschr. f. Psych. **44**, 294. 1888.
14. Neuburger und Pagel, Handbuch der Geschichte der Medizin **3**, 601. 1905.
15. Nissl, Über die Entwicklung der Psychiatrie in den letzten 50 Jahren. Verhandlungen des naturhistorischen Vereins in Heidelberg. Neue Folge. **8**, 510. 1904.
16. Pagel, Einführung in die Geschichte der Medizin **504**. 1898.
17. Rieger, Über die Psychiatrie in Würzburg seit 300 Jahren. 1899.

Kürzere geschichtliche Darstellungen finden sich auch bei Heinroth (s. u. 33) und Vering (s. u. 60) sowie in den größeren Lehrbüchern der Psychiatrie (v. Krafft-Ebing, Schüle, Kraepelin) und bei Pätz, Die Kolonisierung der Geisteskranken in Verbindung mit dem Offen-Tür-System. 1893.

Hauptsächlichste Quellen:

18. Amelung, Bemerkungen über die Einrichtung von Irrenanstalten und über die Behandlung der Irren. Henkes Zeitschr. f. d. Staatsarzneikunde **28**, 38. 1834.
19. Autenrieth, Versuche für die praktische Heilkunde aus den klinischen Anstalten von Tübingen **1**, 199. 1807.
20. Beneke, Beiträge zu einer rein seelenwissenschaftlichen Bearbeitung der Seelenkrankheitskunde. 1824.
21. Bird, Pathologie und Therapie der psychischen Krankheiten. 1836.
22. Blumröder, Über das Irresein. 1836.
23. Damerow, Über die relative Verbindung der Irren-Heil- und -Pflegeanstalten. 1840.
24. — Die Elemente der nächsten Zukunft der Medizin. 1829.
25. Frank, Reise nach Paris, London und einem großen Teile des übrigen Englands und Schottlands. 1804.
26. Griesinger, Die Pathologie der psychischen Krankheiten. 4. Auflage. 1876.
27. — Gesammelte Abhandlungen **1**. 1872.
28. Grohmann, Physiologie des menschlichen Geistes nach allgemeinen Natur-Gesetzen. Nasses Zeitschr. f. psychische Ärzte **3**, 2, 284; **3**, 3, 449. 1820.
29. Groß, Über das Wesen der Seelenstörungen. 1827.
30. Haindorf, Versuch einer Pathologie und Therapie der Geistes- und Gemütskrankheiten. 1811.
31. Hayner, Aufforderung an Regierungen, Obrigkeiten und Vorsteher der Irrenhäuser zur Abstellung einiger schwerer Gebrechen in der Behandlung der Irren. 1817.
32. — Über einige mechanische Vorrichtungen, welche in Irrenanstalten mit Nutzen gebraucht werden können. Nasses Zeitschr. f. psychische Ärzte, 1. **3**, 339. 1818.
33. Heinroth, Lehrbuch der Störungen des Seelenlebens. 1818.
34. Höck, Historische Nachrichten und Bemerkungen über die merkwürdigsten Irrenanstalten. 1804.
35. Hoffbauer, Psychologische Untersuchungen über den Wahnsinn. 1807.

36. Horn, Beschreibung der in der Irrenanstalt des Königlichen Charitékrankenhauses zu Berlin gebräuchlichen Drehmaschinen, ihre Wirkung und Anwendung bei Geisteskranken. Nasses Zeitschr. f. psychische Ärzte, 1, 2, 219. 1818.
37. — Öffentliche Rechenschaft über meine zwölfjährige Dienstführung als zweiter Arzt des Königlichen Charitékrankenhause szu Berlin nebst Erfahrungen über Krankenhäuser und Irrenanstalten. 1818.
38. Jacobi, Sammlungen für die Heilkunde der Gemütskrankheiten. 1822 und 1825.
39. — Beobachtungen über die Pathologie und Therapie der mit Irresein verbundenen Krankheiten. 1830.
40. — Über die Anlegung und Einrichtung von Irren-Heilanstalten mit ausführlicher Darstellung der Irren-Heilanstalt zu Siegburg. 1834.
41. — Die Hauptformen der Seelenstörungen. 1844.
42. Ideler, Der Wahnsinn in seiner psychologischen und sozialen Bedeutung. 1818.
43. Kerner, Geschichten Besessener neuerer Zeit. 2. Auflage. 1835.
44. Kieser, Elemente der Psychiatrik. 1855.
45. Langermann, De methodo cognoscendi curandique animi morbos stabilienda. Diss. Jena 1797.
46. Leupoldt, Über wohlfeile Irrenanstalten. 1824.
47. — Über Leben und Wirken und über psychiatrische Klinik in einer Irrenanstalt. 1825.
48. Mahir, Über Irren-Heilanstalten. 1846.
49. Müller, Die Irrenanstalt in dem Königlichen Julius-Hospitale zu Würzburg. 1824.
50. Nasse, Über die Benennung und vorläufige Einteilung des psychischen Krankseins. Nasses Zeitschr. f. psychische Ärzte, 1, 1, 17. 1818.
51. — Über das Bedürfnis, daß mit der Vorbereitung zu dem ärztlichen Berufe auch jedesmal die zu dem ärztlichen Geschäft beim psychisch Kranken verbunden sei, und über die günstigste Gelegenheit zu dieser Vorbereitung. Nasses Zeitschr. f. psychische Ärzte, 2, 3, 325. 1819.
52. Neumann, Die Krankheiten des Vorstellungsvermögens. 1822.
53. v. Nostiz und Jänckendorf, Beschreibung der Königl. Sächsischen Heil- und Verpflegungsanstalt Sonnenstein. 1829.
54. Oegg, Behandlung der Irren in dem K. Julius-Hospital zu Würzburg. 1829.
55. Reil, Rhapsodien über die Anwendung der psychischen Kurmethode auf Geisteszerrüttungen. 1803.
56. Roller, Die Irrenanstalt in allen ihren Beziehungen. 1831.
57. Ruer, Nachrichten über die Irrenanstalt zu Marsberg im Herzogtum Westfalen, nebst Bemerkungen über die Behandlung der Irren. Nasses Zeitschr. f. psychische Ärzte 2, 1, 72. 1819.
58. Sandtmann, Nonnulla de quibusdam remediis ad animi morbos curandos summo cum fructu adhibendos. Diss. Berlin 1817.
59. Schneider, Entwurf zu einer Heilmittellehre gegen psychische Krankheiten. 1824.
60. Vering, Psychische Heilkunde. 1817.
61. Amard, Traité analytique de la folie et des moyens de la guérir. 1807.
62. Daquin, La philosophie de la folie. 1791.
63. Esquirol, Die Geisteskrankheiten in Beziehung zur Medizin und Staatsarzneikunde. Deutsch von Bernhard. 1838.
64. Foderé, Traité du délire. 1817.

65. Georget, De la folie. Deutsch von Heinroth. 1821.
66. Guislain, Abhandlung über die Phrenopathien. Deutsch von Wunderlich. 1838.
67. — Klinische Vorträge über Geisteskrankheiten. Deutsch von Lähr. 1854.
68. Leuret, Fragments sur la folie. 1834.
69. Pinel, Philosophisch-medizinische Abhandlung über Geistesverirrungen oder Manie. Deutsch von Wagner. 1801.
70. — Traité médico-philosophique sur l'aliénation mentale. 1809.
71. Arnold, Observations on the nature, kinds, causes and prevention of insanity, lunacy or madness. Deutsch von Ackermann. 1784—1788.
72. Conolly, Die Behandlung der Irren ohne mechanischen Zwang. Deutsch von Brosius. 1860.
73. Cox, Praktische Bemerkungen über Geisteszerrüttung. Nebst einem Anhange über die Organisation der Versorgungsanstalten für unheilbare Irre, von Professor Reil. 1811.
74. Crichton, An inquiry into the nature and origine of mental derangement. 1798.
75. Harper, A treatise on the real cause and cure of insanity. 1789.
76. Haslam, Über die psychische Behandlung der Wahnsinnigen. Deutsch von Wagner. Mit Anmerkungen von Horn. Nasses Zeitschr. f. psychische Ärzte, 2, **1**, 105. 1819.
77. Knight, Beobachtungen über die Ursachen, Symptome und Behandlung des Irreseins. Deutsch von Engelken. 1829.
78. Reports of the Comittee on Madhouses, **1—3**. 1815—1816.
79. Rush, Medizinische Untersuchungen und Beobachtungen über die Seelenkrankheiten. Deutsch von König. 1825.
80. Spurzheim, Observations on the deranged manifestations of the mind or insanity. Deutsch von Emden. 1818.
81. Willis, Über Geisteszerrüttung. Deutsch mit Zusätzen und kritischen Bemerkungen von Amelung. 1826.
82. Chiarugi, Abhandlung über den Wahnsinn überhaupt und insbesondere, nebst einer Zenturie von Beobachtungen. 1795.